AF296637

Te 87/20

T. 2607
K. e.

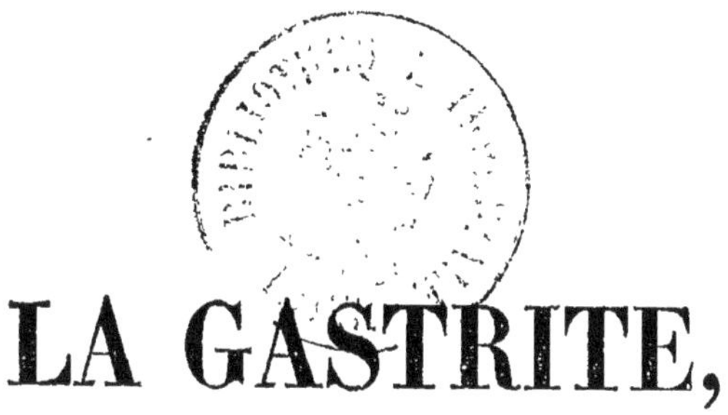

LA GASTRITE,

LES AFFECTIONS NERVEUSES

ET LES

AFFECTIONS CHRONIQUES DES VISCÈRES,

CONSIDÉRÉES

DANS LEURS CAUSES, DANS LEURS EFFETS

ET DANS LEUR TRAITEMENT,

SUIVI

DE LA CONNAISSANCE DES MALADIES

PAR L'ÉTUDE DES TEMPÉRAMENS.

OUVRAGES DU MÊME AUTEUR :

MÉDECINE DOMESTIQUE à l'usage des campagnes. (In-12, 1819.)

TRAITÉ DE LA SYPHILIS, d'après l'état actuel de la Science. 2ᵉ Édition. (1836.)

LE CHOLÉRA, SA MARCHE, SES PROGRÈS, SON TRAITE-MENT, appuyé sur des faits nombreux observés en France et en Belgique, pendant l'épidémie de 1832. (In-8°, 1837.)

NOMBREUX ARTICLES DE MÉDECINE et de sciences physiques dans l'*Encyclopédie moderne* de M. Courtin, 24 vol. in-8°.

POUR PARAITRE PROCHAINEMENT.

NOUVELLES CONSIDÉRATIONS SUR LE MAGNÉTISME ANI-MAL, suivies d'un examen critique du dernier Rapport fait à l'Académie Royale de Médecine, et d'une série d'expériences curieuses faites sur divers malades.

IMPRIMERIE ET LITHOGRAPHIE DE FÉLIX MALTESTE ET Cᵉ,
RUE DES DEUX-PORTES-SAINT SAUVEUR, 18.

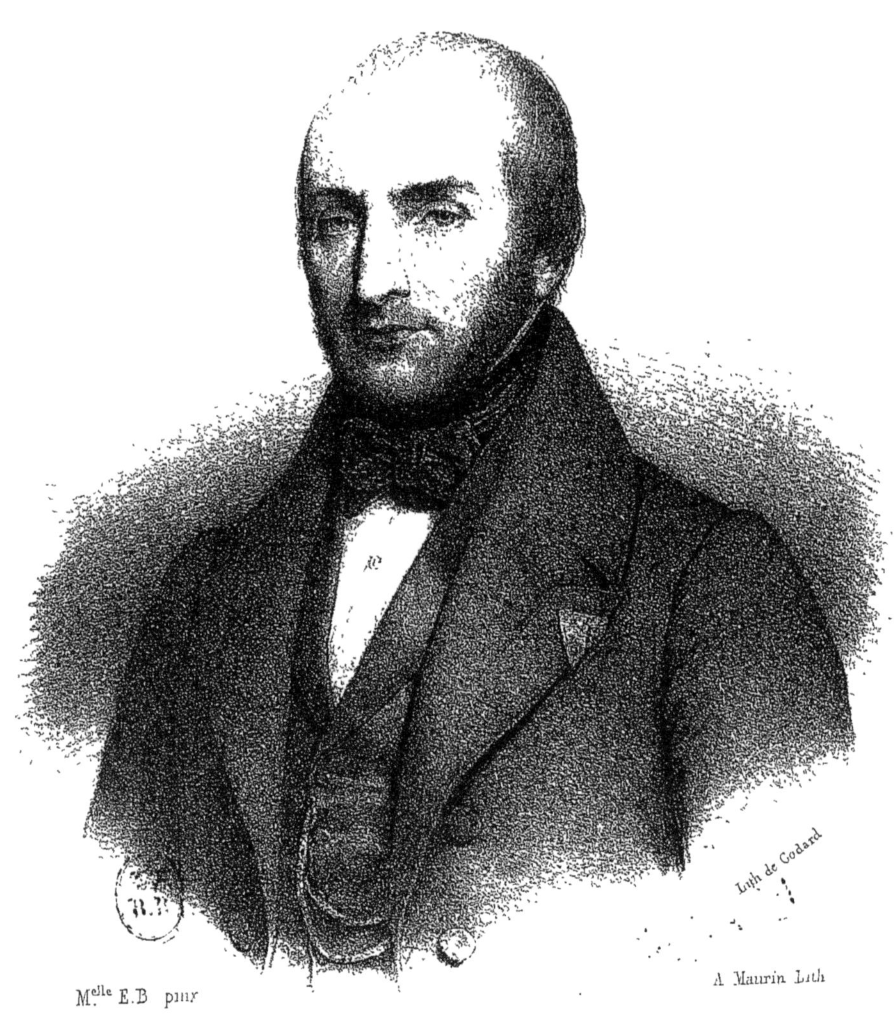

Mᶜˡˡᵉ E.B pinx
Lith de Godard
A Maurin Lith

LA GASTRITE,

LES AFFECTIONS NERVEUSES

ET LES

AFFECTIONS CHRONIQUES DES VISCÈRES,

CONSIDÉRÉES

DANS LEURS CAUSES, DANS LEURS EFFETS

ET DANS LEUR TRAITEMENT,

OUVRAGE

MIS A LA PORTÉE DES PERSONNES ÉTRANGÈRES A L'ART DE GUÉRIR,

ET PARTICULIÈREMENT DÉDIÉ AUX

NOMBREUSES VICTIMES DES MALADIES DES ORGANES DE LA DIGESTION,

SUIVI

DE LA CONNAISSANCE DES MALADIES

PAR L'ÉTUDE DES TEMPÉRAMENS, ETC.,

3ᵉ Édition,

Par J.-C. BESUCHET,

Chevalier de l'ordre de la Légion-d'Honneur, Médecin des Écoles et Asile du 7ᵈ Arrondissement de la ville de Paris, Membre de la Société académique des Sciences physiques et chimiques de France, de la Société Royale des Sciences et Arts d'Anvers, de la Société Minéralogique d'Iena, de la Société Medico-Philantropique, etc., etc.

Venez à nous, vous qui souffrez ; car nous
avons beaucoup souffert nous-même...
(L'Ouvrage, page 143.)

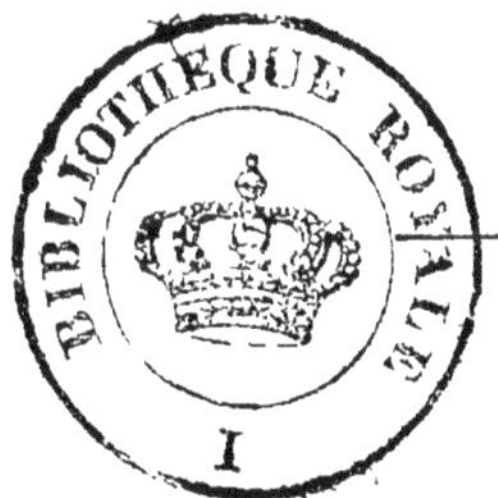

A PARIS,

CHEZ L'AUTEUR, RUE DES QUATRE-FILS, 9,

ET CHEZ BÉCHET Jne ET LABÉ, LIBRAIRES,

PLACE DE L'ÉCOLE-DE-MÉDECINE, 4.

—

1840

AVERTISSEMENT.

L'accueil de plus en plus bienveillant que le public a daigné faire à cet ouvrage, et surtout le succès de la deuxième édition (1), m'ont imposé le devoir de rendre celle-ci plus complète et plus digne de la faveur des personnes éclairées qui ont bien voulu distinguer ce petit traité de ces espèces de pamphlets à l'aide desquels on tend une amorce trop souvent trompeuse aux pauvres malades.

Cette édition est entièrement refondue et augmentée du double. J'y ai ajouté un traité-aperçu sur la nature et le traitement des affections nerveuses et des affections chroniques des viscères, un autre sur la diversité des tempéramens et sur les maladies particulières auxquelles

---

(1) Trois mille exemplaires écoulés en moins d'un an.

chacun d'eux peut donner lieu. J'espère que l'on sera satisfait des efforts nouveaux que j'ai faits pour mériter la confiance que l'on commence à me témoigner.

Je dirai cette fois comme dans les précédentes éditions : « J'ai donc été compris par cette classe » si nombreuse de personnes pour qui les fonc- » tions les plus agréables de la vie se changent » en tortures de tous les jours et de tous les » instans, de ceux qui ne peuvent rien digérer, » ou qui digèrent si péniblement le peu d'ali- » mens qu'ils prennent, de ceux qui diront » avec moi : *peu digérer c'est languir; ne point di-* « *gérer c'est mourir; mal digérer c'est languir et* » *mourir.*

» J'ai sans doute aussi été compris par un » grand nombre de mes honorables confrères, » qui n'ont point vu en moi un envahisseur de » malades, mais un praticien qui vient modes- » tement, pour le cas spécial qu'il publie, *et uni-* » *quement pour ce cas spécial,* ajouter son expé- » rience à leurs lumières. »

Quelques médecins ont reproché à mon livre de n'être pas un ouvrage médical; mais je n'ai pas eu cette prétention, je l'ai dit en plusieurs endroits, à commencer par le titre lui-même ; j'ai poussé le scrupule en ce point jusqu'à ne pas permettre que mon ouvrage fût annoncé dans les journaux spéciaux de médecine, dont plusieurs pourtant m'ont ouvert leurs colonnes. Nous avons, Dieu merci, assez de savans livres pour les savantes gens; celui-ci est destiné aux gens du monde, èt surtout à ceux qui souffrent. S'ils y trouvent leur profit, eux et moi nous serons satisfaits, c'est là l'essentiel.

Je suis loin cependant de renoncer au projet que j'ai annoncé, dès ma première édition, de faire un traité complet des maladies des voies digestives et des gastralgies, ouvrage déjà si bien fait par M. le docteur Barras; mais je veux que cet ouvrage soit en effet complet, et qu'il comprenne également l'étude des affections chroniques de tous les viscères. Les affections chroniques sont, en général, peu ou mal soignées; il faut, pour obtenir leur guérison, une patience, une persévérance, que ne peuvent avoir les médecins que réclame à chaque instant le combat vif et prompt de maladies aiguës. Les malades eux-mêmes n'ont pas toujours la longanimité qui seule peut faire espérer le succès;

c'est pourquoi cette spécialité est hérissée de difficultés. J'expliquerai à mes confrères la théorie qui m'a guidé dans ma pratique; je viendrai appuyer de mon opinion et de faits nombreux le travail intéressant de M. Braschet de Lyon sur un agent héroïque, trop peu ou trop timidement employé en médecine. Enfin, je dirai tout ce que je saurai... Mais, pour se faire écouter, ma voix a besoin d'être appuyée sur une longue expérience ; qu'est-ce que vingt-cinq ans de pratique, dont dix seulement passés silencieusement dans l'étude spéciale des phénomènes de la digestion et des affections nerveuses? Il faut plus que cela pour prétendre à établir une nouvelle doctrine médicale; il faut surtout que cette doctrine soit élevée sur une masse de faits incontestables et bien observés. Cette besogne n'est pas celle d'un jour ni même de quelques années; c'est ce qui fait que mon livre sera sans doute mon adieu à la pratique, et probablement aussi au monde, car je sens que ma carrière est déjà bien avancée. Un peu de patience donc, et si Dieu me prête vie, j'accomplirai ma promesse.

Je répéterai aussi pour ceux qui ne me connaissent pas encore : « Persuadé qu'il faut

» parler aux hommes un langage simple et vrai,
» si l'on veut en être compris, je ne viendrai
» pas me présenter comme un de ces prétendus
» philantropes que le seul amour de l'humanité
» a portés à blanchir dans l'étude et dans les
» veilles, un de ces hommes privilégiés, qui,
» après des travaux infinis, des méditations lon-
» gues et laborieuses, parviennent à découvrir
» *tous les secrets de la nature,* pour en gratifier
» leurs concitoyens avec un désintéressement
» *sans bornes comme sans mesure.* Je dirai tout
» naïvement : Je suis un de ces hommes qui sa-
» vent voir et profiter, un praticien à qui le ha-
» sard sans doute a procuré l'occasion, peut-être
» plus qu'à beaucoup d'autres, de suivre et d'é-
» tudier un grand nombre de cas d'affections
» graves des organes de la digestion, et qui,
» comme si ce n'était pas assez de faire de la
» médecine pour et sur autrui, en a beaucoup
» fait sur lui-même et pour ses proches. »

Des données conçues par suite de nombreuses
observations faites en France, et pendant mes
campagnes militaires sous l'empereur (1), m'ont

---

(1) Après avoir eu la gloire d'être décoré par lui, j'ai, avec lui
et sous lui, terminé ma carrière militaire en 1815.

peu à peu mis sur la voie d'un mode de traitement particulier que l'expérience me fit perfec-
tionner : c'est celui que j'offre aujourd'hui, celui dont le succès a dépassé mes espérances, celui
à qui je dois la santé de ma femme, la mienne
propre, et celle de beaucoup de malades qui se
sont confiés à mes soins.

En rendant service à mes concitoyens, je n'ai
pas la prétention de me poser comme un bien-
faiteur de l'humanité; je viens tout simplement
offrir le fruit de mes travaux en échange de
l'avantage que tout homme a droit d'attendre
de son talent ou de son labeur.

Le riche peut s'approcher de moi sans regret
comme le pauvre sans crainte. Tous deux seront
contens, j'espère, car la fortune ne m'ayant fait
absolument ni l'un ni l'autre, je suis en position de faire que l'une de mes mains recevant,
l'autre puisse éprouver à son tour le plaisir de
donner.

LA GASTRITE,

LES AFFECTIONS NERVEUSES

ET LES

AFFECTIONS CHRONIQUES DES VISCÈRES,

CONSIDÉRÉES

DANS LEURS CAUSES, DANS LEURS EFFETS

ET DANS LEUR TRAITEMENT,

SUIVI

DE LA CONNAISSANCE DES MALADIES

PAR L'ÉTUDE DES TEMPÉRAMENS.

PREMIÈRE PARTIE.

LA GASTRITE CONSIDÉRÉE DANS SES CAUSES, DANS SES EFFETS ET DANS SON TRAITEMENT.

La gastrite est aujourd'hui, sans contredit, parmi toutes nos maladies, la plus commune, la plus fâcheuse, et il faut bien le dire aussi, la moins connue et la moins bien traitée de toutes celles qui affligent l'humanité; il n'est peut-être aucune affection qui ait une influence plus funeste sur les relations sociales et sur le bonheur de la vie intime : point de plaisirs avec elle, point de joies de famille, point d'épanchemens agréables aux repas offerts par l'amitié, points de dédommagemens aux travaux du corps ou aux fatigues de l'esprit : menaçant l'existence dans son principe même, la *faculté de digestion*, cette cruelle maladie ne fait d'exception pour personne : l'artisan, l'homme de lettres, le magistrat, le riche comme le pauvre, l'enfance comme la vieillesse, la femme délicate comme l'homme le plus robuste, tous subissent sa pernicieuse influence, et s'attristent à son nom seul.

En effet, quoi de plus affligeant qu'une maladie, qui, sans nous priver précisément de la faculté de vaquer aux soins de nos affaires, nous porte l'âme à un sentiment de tristesse indéfinissable, accompagné d'une irritabilité de caractère jusqu'alors inconnue : qui, sans nous ôter le désir, et surtout le besoin de prendre nourriture, nous force à nous abstenir de la plupart des alimens qui seraient ceux de notre choix ; nous donne malgré nous un secret dépit contre les apprêts du repas de famille que nous ne pouvons partager ; une maladie qui, peu à peu, par l'effet de l'abstinence à laquelle elle nous condamne, use nos forces physiques et nous fait languir misérablement sans mourir?.... Telle une lampe qui, faute d'aliment, menace à chaque instant de s'éteindre, et cependant jette encore par intervalle quelques rayons d'une lumière vacillante, comme pour indiquer que son principe de vie n'est pas complètement tari.

C'est ainsi que se présente la gastrite dans ses effets et dans ses conséquences. Guérir le plus souvent cette terrible affection, *la soulager toujours, promptement et avec certitude,* est-ce rendre un service à l'humanité? Est-ce bien comprendre la mission d'un médecin ? Nous l'avons cru, et c'est cette conviction qui nous a porté à rendre publics les résultats heureux que le hasard sans doute, peut-être une certaine direction d'études et de pensées nous ont fait obtenir; mais, nous devons le dire aussi, c'est surtout le besoin impérieux de soulager à tout prix la compagne que la Providence nous a donnée, et dont la vie est si intimement liée à la nôtre, qui nous a porté à étudier particulièrement cette funeste maladie. Le succès le plus complet a couronné nos efforts, et le résultat de nos études et de notre pratique est tel aujourd'hui que nous pouvons avec confiance le présenter au public.

Nous nous embarrassons peu de ce qu'on pourra trouver d'étrange à la prétention que nous montrons de guérir le plus souvent et de *soulager toujours* les gastrites à quelque degré qu'elles soient; nous nous attendons bien que ceux qui voilent leur amour-propre ou leur intérêt personnel sous l'enveloppe de maximes, en apparence pleines de désintéressement, ne manqueront pas de recevoir nos avis avec incrédulité, peut-être même nous feront-ils l'honneur de nous dire des injures; le succès est déjà là pour répondre, et si un seul malade, après avoir suivi nos conseils avec assiduité, déclare n'en avoir retiré aucun fruit, nous consentons volontiers à subir toutes les conséquences d'une fausse promesse : mais nous ne le craignons pas ; une expérience de quinze ans, faite dans le silence de l'observation sur plus de deux mille malades, nous permet cette assurance ; et dût-on, comme par dérision, nous surnommer le *médecin des gastrites*, nous dirons, acceptant ce titre, qu'alors même qu'il nous serait donné de ne pouvoir guérir ou de ne pouvoir soulager *qu'une seule maladie*, nous nous croirions encore assez médecin pour l'intérêt de l'humanité.

Mais il est temps d'entrer à fond dans les détails de la maladie dont nous voulons traiter. Nous prévenons d'avance nos lecteurs que, dépouillant toute prétention doctorale, nous serons aussi clair qu'il nous sera possible de l'être, évitant les définitions trop scientifiques, et surtout les citations d'auteurs qui n'ajoutent rien au mérite d'une dissertation, et ne ressemblent pas mal à ces chevilles que l'on tient en réserve pour arrondir les chutes de phrases, ou tenir lieu de ce qu'on ne saurait dire

par soi-même; nous n'avons pas d'ailleurs la prétention, en ce moment, d'écrire pour les médecins,
encore moins de leur enseigner ce que c'est que la
gastrite non plus que les moyens de la guérir; ils
feraient fi de nous; ils ont pour cela leurs raisons
qui sont excellentes : chacun auprès de ses malades
fait comme il peut, et guérit, s'il peut, la gastrite
comme autre chose; c'est au public *non doctoral*,
c'est surtout aux nombreuses victimes de la gastrite et des maladies chroniques des viscères du bas-
ventre que nous nous adressons. Si ce public nous
écoute, nous comprend, et se confie à nous, c'est
que probablement nous aurons fait passer en lui
la conviction qui est en nous, et c'est à ceux-là que
nous disons : PLUS DE GASTRITE.

Toutefois, avant de nous occuper de la gastrite,
qui n'est qu'une exception à l'état normal de nos
organes digestifs, faisons d'abord connaître les principaux phénomènes de l'acte de la digestion; ce sera
une étude curieuse et peu fatigante pour ceux de nos
lecteurs qui ne la connaissent pas, et dans laquelle
ils pourront puiser d'utiles enseignemens pour la
conservation de leur santé.

DE LA DIGESTION.

Pour bien comprendre le phénomène de la digestion, il faut d'abord étudier sommairement les divers
organes qui concourent à son accomplissement.

Le conduit ou tube digestif est un long canal
qui parcourt intérieurement tout le corps humain
en affectant diverses formes et prenant diverses
positions; son orifice supérieur ou embouchure est
à la face; formé par les lèvres, il commence à la
bouche; sa terminaison ou orifice inférieur est à
la partie inférieure du tronc, formée par le bourre-
let de l'anus et le sphincter; ses ramifications sont
nombreuses; dans son parcours viennent s'abou-
cher les divers canaux destinés à recevoir et à porter les fluides qui doivent réparer les pertes qu'é-
prouve continuellement le corps humain, et à entretenir non seulement la vie générale, mais encore
chacun de nos organes dans l'intégrité de leurs fonctions; le canal digestif communique soit directement, soit indirectement, avec toutes les parties du
corps humain, et exerce surtout une sympathie
très intime sur les fonctions de l'organe cérébral,
qui, à son tour, réagit sur lui d'une façon non moins
puissante.

Quoique l'on puisse dire avec vérité que le canal
digestif ne soit qu'un seul et même organe depuis

la bouche jusqu'à l'anus, les anatomistes, autant
pour en faciliter l'étude qu'à cause-de la forme différente qu'affectent plusieurs de ses parties et des
fonctions qu'elles remplissent, ont donné à chacune
de ces parties des noms différens que nous n'avons
pas la prétention de supprimer; ainsi, en procé-
dant par ordre de position, nous trouvons d'abord
la cavité de la bouche dans laquelle nous remar-
quons les dents (1), la langue, les glandes salivaires
placées dans l'intérieur de la bouche, puis l'arrière-
bouche, puis le gosier, puis l'œsophage ou commencement du canal alimentaire, puis l'estomac
qui est représenté à la planche gravée, fig. 1, puis
le canal intestinal qui est une seule et même pièce,
bien que les anatomistes le distinguent en intestins grêles et en gros intestins, désignés encore entre
eux sous des noms différens, puis, enfin, l'anus,
orifice qui livre passage au caput-mortuum de la
digestion.

La première portion du tube digestif occupe la
partie supérieure du tronc, à commencer de la
bouche, suivant la direction du col et traversant

---

(1) Nous prévenons encore une fois que, ne faisant point un ouvrage de science, nous n'emploierons que les expressions suscep-
tibles d'être entendues par tout le monde; ceux que ce langage
trop simple pourrait scandaliser voudront bien nous excuser en
faveur du désir que nous avons d'être avant tout compris de tous
ceux qui liront cet écrit.

toute la cavité de la poitrine dans le sens de sa longueur; sa partie moyenne est formée par l'estomac qui occupe le milieu du tronc environ (voyez fig. 2); la dernière partie, qui se compose des intestins, bien plus considérable en longueur que les deux autres ensemble, occupe la plus grande partie de la capacité du ventre où elle se replie sur elle-même pour former ce que l'on appelle les circonvolutions intestinales.

L'acte de la digestion commençant par la bouche y opère la première période, celle de la mastication ; cette période est très importante et a une grande influence sur tout le reste de la digestion. Beaucoup de personnes, les unes par habitude, les autres par défaut de temps ou préoccupation d'esprit, ne donnent pas à cette première opération tout le temps nécessaire et avalent sans mâcher ; ces personnes-là se préparent de grands regrets et s'exposent à des désordres dans les fonctions de l'estomac et même dans celles des intestins; en effet, notre estomac étant dépourvu de force triturante, et son action musculaire étant extrêmement bornée, il en résulte qu'il ne peut suffisamment pénétrer de fluide les substances qui n'ont pas été convenablement broyées: de là des indigestions, des coliques, des diarrhées, etc., etc.

Les alimens liquides reçus dans la bouche passent immédiatement et sans préparation dans l'estomac où ils arrivent en passant par l'œsophage. Les alimens solides, qui ont le même chemin à parcourir, sont d'abord retenus dans la bouche pour y être déchirés, broyés entre les dents; les alvéoles osseuses des vieillards remplacent les dents que l'âge ou les maladies diverses leur ont fait perdre; la langue soulève la portion d'alimens soumise à la trituration, elle la promène sous les arcades dentaires et présente les parties les plus résistantes là où il se trouve la plus grande puissance de trituration. Si quelques dents manquent, ce qui est toujours un malheur, la langue ramène autant que possible les parties à diviser sous celles qui peuvent encore fonctionner; la pointe de cet organe, avec une admirable adresse, est sans cesse occupée à ramener au centre les parcelles alimentaires qui tendent toujours à s'écarter dans les diverses parties de la bouche et en dehors du cercle dentaire; sans cesse en contact avec les dents, promenant sous elles son tissu délicat pendant les efforts de la mastication, elle s'y trouve pourtant bien rarement serrée, et lorsque cet accident arrive, ce n'est certainement pas l'intelligence miraculeuse de l'organe qu'il faut en accuser, mais bien notre préoccupation ou la manie de vouloir trop souvent que nos fonctions suffisent à toutes nos exigences. Pendant que le bol alimentaire est ainsi promené sous les dents pour y être broyé, les glandes et les canaux salivaires fournissent une suffisante quantité de salive, substance dissolvante indispensable à la digestion ; cette salive se mêle par les efforts combinés de la langue, des dents, des joues et des lèvres, avec la substance alimentaire ; elle concourt à former une sorte de pâte demi-liquide que la langue charge sur sa base ; puis, en plaçant sa pointe comme un levier vers le bord de l'arcade dentaire, elle chasse cette petite masse, ou plutôt la conduit à l'aide de son élasticité jusqu'à l'ouverture du conduit œsophagien ; et que l'on ne croie pas, qu'arrivé là, le bol alimentaire tombe naturellement, par l'effet des lois de la pesanteur, jusque dans la poche appelée estomac, comme pourrait le faire un corps inerte dans un sac ; non, trop d'inconvéniens accompagneraient cette manœuvre, et la nature est ici, comme partout, admirable dans sa sagesse et jusque dans ses plus minutieuses précautions. Bien que l'estomac soit situé plus bas que l'ouverture œsophagienne, les substances alimentaires *solides* ou *liquides* y sont réellement portées comme elles le seraient par une main, à l'aide des contractions successives du tube membraneux et musculaire qu'elles doivent parcourir, et s'il était besoin de fournir une preuve sans réplique de cette vérité physiologique, nous renverrions à ces adroits bateleurs qui, aux yeux d'une multitude émerveillée, boivent et mangent en se plaçant le corps dans une situation perpendiculaire la tête en bas et les pieds en haut

On voit donc, par ce qui précède, de quelle nécessité il est de donner le temps, et successivement à chaque organe, de remplir ses fonctions, et pour ce qui est de la mastication, de ne point avaler sans avoir suffisamment mâché les alimens, et de ne point en introduire d'autres dans la bouche avant que les premiers aient cédé la place et soient, à l'aide de la déglutition, parvenus dans l'estomac.

On ne peut aisément faire deux choses à la fois: cette vérité proverbiale est connue de tout le monde; cela n'empêche pourtant pas que la plupart du temps, par un motif ou par un autre, nous ne parlions en mangeant; d'aucuns parlent, mangent et boivent tout à la fois; cela est tout à fait contraire aux règles d'hygiène et du bon sens; les alimens ainsi précipités dans l'estomac ne sont pas suffisamment élaborés par la mastication; des bouchées entières de viande, souvent fort dure, sont ainsi avalées par politesse pour ne pas faire attendre une réponse ou pour ne pas manquer son tour de parler; il en résulte dans l'estomac une agglomération de substances mal ou point triturées, qui ne peuvent produire que la plus mauvaise digestion. Des personnes qui prennent leur repas solitairement ont l'habitude de lire en mangeant, soit pour

tromper l'ennui que tout homme éprouve à manger seul, soit pour occuper leur esprit pendant
cette fonction toute matérielle et pourtant indispensable de réfection; cette habitude est extrêmement nuisible à une bonne digestion; d'abord, à
moins d'avoir un pupître fait exprès pour ces sortes
de lectures, il ne reste au lecteur qu'une main pour
le service de sa bouche, diviser les morceaux, préparer à boire, etc.; de plus si la lecture est at-
trayante, il suspend plus ou moins de temps l'ingestion des alimens et le repas se trouve ainsi
coupé, saccadé, au grand détriment de l'estomac,
dont la conservation mériterait bien cependant
quelque attention de notre part.

Les liquides jouent un grand rôle dans notre alimentation, et leur qualité comme leur quantité
n'est point indifférente; c'est ici le cas de dire que
les liquides spiritueux, loin de faciliter la digestion,
ne font que l'entraver. Il n'y a au monde de véritable dissolvant, de véritable ami de la digestion que
l'eau pure; toute liqueur fermentée est d'un usage
plus ou moins nuisible, à moins qu'elle ne soit
suffisamment étendue d'eau. Une cuillerée à bouche
du sirop sédatif que j'ai composé, mise dans un
verre d'eau bien pure avec une cuillerée de vin, facilite et adoucit en même temps la digestion; il y
a des personnes qui, depuis plusieurs années, ne

font pas autre chose pour se procurer de bonnes digestions et un sentiment de bien-être qu'elles cherchaient en vain avant qu'elles connussent ce moyen si facile et si efficace.

La quantité de liquide doit, en général, être proportionnée à la quantité des solides ; il serait difficile de fixer des règles bien précises à cet égard : trop liquides, les alimens sont moins propres à une bonne chimification ; trop solides, ils fatiguent l'estomac, augmentent le travail de la digestion et le rendent plus pénible ; il vaut mieux boire pendant le repas que de manger sans boire ainsi que le font quelques personnes qui boivent ensuite outre mesure ; pour ces personnes les glandes salivaires, ayant été obligées de tout fournir pour humecter les alimens, ont besoin de réparer leur perte ; de là, le sentiment de la soif qui se fait sentir très impérieusement pendant la digestion.

Lorsque l'estomac a reçu une suffisante quantité d'alimens, un sentiment de bien-être, mais en même temps de plénitude, annonce qu'il est satisfait ; il faut alors savoir s'arrêter, et surtout, pour rien au monde, n'introduire aucune substance dans l'estomac lorsque la digestion est en train de se faire ; il serait certainement bien moins dangereux de continuer à manger longtemps et plus que ne le comporteraient les règles de la sobriété, que de

s'arrêter un temps plus ou moins long, puis recommencer à manger ou à boire ensuite. Les gens
du peuple font bien à chaque instant, il est vrai,
de ces écarts de régime, mais ce sont de ces choses
que l'on peut appeler des grâces d'état et qu'il ne
faut point imiter.

Les alimens pénètrent dans l'estomac par son
orifice supérieur nommé cardiaque ; là, ils subissent, par l'effet de la chaleur, de l'action musculaire de l'estomac et du mélange avec un fluide
nommé suc gastrique, une transformation en une
sorte de bouillie homogène dont l'acidité est le caractère dominant; le suc gastrique, dont les auteurs ont tour à tour reconnu, puis nié la présence, et qui heureusement n'en a pas moins
toujours existé, pénètre la masse alimentaire, s'u-
nit intimement avec elle, et provoque, dit-on, par
l'action excitante qu'il exerce sur les parois de la
membrane muqueuse, le second orifice de l'estomac, le pylore, à livrer passage à cette masse ainsi
préparée, qui alors passe dans le premier des intestins pour y subir une nouvelle opération.

Le premier acte de la digestion s'opère donc
dans l'estomac; en combien de temps, c'est ce
que je ne saurais dire; quelques auteurs ont indiqué deux heures, d'autres une seulement, d'autres
trois; tel autre, moins absolu, a dit qu'on ne sa-

vait jamais au juste quand une digestion était complètement terminée; disons que le premier temps
de la digestion est extrêmement variable dans sa
durée, selon les individus, la puissance de leur
estomac ou son état pathologique, et aussi surtout
la nature et la quantité des alimens ingérés ; disons
que, quelle que soit sa durée, on en est généralement averti par un léger bouillonnement qui annonce le passage au pylore, puis par un sentiment de vacuité de l'estomac en même temps que
par une légère tension de l'abdomen (le ventre).

Arrivée à ce point de la digestion, la masse nutritive subit une dernière et importante opération;
d'une part elle reçoit d'un certain viscère, nommé
pancréas, à qui on a aussi pendant longtemps refusé toute fonction, un suc particulier qui a beaucoup d'analogie avec la salive, c'est le suc pancréa-
tique ; d'autre part le foie fournit et envoie, par la
vésicule biliaire ou du fiel, une certaine quantité de
bile, véritable savon animal qui vient tempérer l'a-
cidité contractée dans l'estomac, et donner à la masse
nutritive une disposition alkaline dans des proportions voulues, et hors de toute analyse humaine.

A compter de ce moment, dont la durée est également variable et peu facile à préciser, la masse
nutritive chemine sans interruption par des lois
physiologiques qui ne sont perverties qu'en cas de

trouble maladif, le long du tube intestinal ; c'est à compter de ce moment que la nature déploie ses admirables ressources de prévoyance et de conservation. C'est le long du canal intestinal, et à compter du moment où la masse nutritive a reçu sa dernière élaboration, que se trouvent cette multitude de canaux qui prennent chacun ce qui leur appartient, les uns pour l'entretien des organes qui fonctionnent sans cesse et se reproduisent continuellement, les autres pour fournir à ces mêmes organes les élémens propres à former les fluides de diverses natures, et nécessaires, soit à notre conservation, soit à notre reproduction. La matière chemine toujours avec une lenteur réglée, en suivant le cours des sinuosités des intestins ; sur tout son passage se trouvent des vaisseaux absorbans qui aspirent jusqu'à la fin sa partie nutritive, et lorsque le résidu de la digestion arrive dans les derniers intestins, que sa présence sollicite à se contracter pour l'expulser au dehors, on peut dire qu'elle ne contient plus aucun des élémens propres à la nutrition animale. Disons tout de suite, pour ne plus revenir sur ce sujet, qu'à la sortie de cette matière, devenue alors excrémentitielle, par le dernier orifice du tube digestif, elle doit être d'une consistance assez solide, moulée suivant la forme cylindrique des intestins qu'elle a parcourus,

et que dans l'état de parfaite santé et de bonne
digestion elle doit avoir fort peu d'odeur.

Tels sont les phénomènes qui accompagnent
l'acte de la digestion depuis l'introduction des alimens dans le corps de l'homme jusqu'à leur expul-
sion au dehors; et si nous n'avons pas cru pouvoir,
dans cette analyse rapide, traiter la question dans
tous ses détails et sous les points de vue physiologiques qu'elle comporte, nous espérons en avoir
assez dit pour donner une idée nette et précise de
cette curieuse opération, par laquelle le corps humain s'entretient et se répare.

Sans doute les choses ne se passent pas toujours
ainsi, et bien des circonstances, soit physiques, soit
morales, viennent troubler le cours des digestions;
mais nous avons décrit ce qui a lieu dans l'état
normal, le reste est du domaine de la science, et
ne pourrait être ainsi traité sommairement, à peine
l'est-il d'ailleurs dans les ouvrages spéciaux sur la
matière, et si je publie un jour l'ouvrage que je mé-
dite depuis longtemps sur ce vaste sujet, je ferai
voir que l'histoire seule de la digestion considérée
sous le rapport médical et sous le rapport physiologique peut faire la matière de plus d'un volume.

LA GASTRITE (1).

La gastrite est une affection de l'estomac qui s'étend le plus souvent jusqu'aux intestins eux-mêmes, et s'annonce par divers désordres, dont le principal phénomène réside dans l'impossibilité de digérer les substances les plus légères, et, par suite, d'évacuer le résultat du peu de digestion laborieuse qu'on a pu obtenir, comme aussi de l'évacuer quelquefois si promptement qu'aucun profit réparateur ne peut en être retiré par nos organes.

La gastrite est divisée en deux périodes de phénomènes qui en font véritablement deux maladies bien distinctes : l'une est la gastrite à l'état aigu, l'autre est la gastrite à l'état chonique. Comme toute maladie aiguë, la gastrite a ses phases plus ou moins régulières, et la médecine physiologique a tellement éclairé cette partie de l'art médical, que le diagnostic en est extrêmement simple.

---

(1) Fièvre stomachique et inflammatoire d'Hoffmann ; fièvre épiale et lipyrienne des anciens ; cardialgie, passion cardiaque, *gastrites*, phlegmasie de l'estomac (Broussais). Il ne faut pas confondre cette affection avec l'état saburral des premières voies, désigné sous le nom d'*embarras gastrique, fièvre gastrique,* avec lequel pourtant elle se complique assez souvent.

GASTRITE AIGUE.

Les caractères principaux de cette affection sont : rougeur de la langue sur les bords et à la pointe, avec tendance à la sécheresse (1), quelquefois rouge sur toute la surface comme dans la scarlatine ; d'autres fois d'un blanc gris, couverte d'une couche assez épaisse vers son centre, et comme on dit communément, *sale* ou saburrale ; sentiment de chaleur interne, soif et pourtant bientôt dégoût des boissons, attendu que tout ce qu'on introduit dans l'estomac augmente le malaise, et souvent provoque le vomissement ; sentiment de gêne à la partie connue sous le nom bien impropre de *creux de l'estomac*, à cette partie qui répond devant la poitrine à la fin des côtes et au-dessus de l'ombilic. Ce sentiment de gêne se change bientôt en douleur véritable si on appuie la main sur cette partie ; le pouls est vif et fréquent, quelquefois petit, serré, et, comme disent les médecins, *concentré*. Il n'est pas besoin de dire que la présence dans l'estomac d'alimens, même les plus légers, cause une augmentation sensible de tous ces fâcheux symptômes, et

---

(1) Nous ne parlons ici que de l'affection gastrique développée sans causes physiques appréciables, et non de la phlegmasie de l'estomac ou des intestins, causée par l'ingestion d'ine substance corrosive ou irritante, comme dans l'empoisonnement.

cependant le malade conserve presque toujours le désir de manger.

Cette maladie, une des plus insidieuses, sans contredit, parmi toutes celles dont notre pauvre humanité est tourmentée, ne se montre pas toujours sous des caractères aussi faciles à suivre que ceux que nous venons de décrire, et c'est ce qui fait que le meilleur livre de médecine n'est souvent d'aucune utilité réelle, car rien ne peut remplacer l'expérience et le tact que l'on n'acquiert que par l'habitude de voir une maladie.

BEAUCOUP DE GENS ONT LA GASTRITE, QUI NE SE SONT PAS APEPÇUS DE SON INVASION.

Quelquefois les phénomènes de la gastrite sont si légers en apparence, que la maladie passe de l'état aigu à guérison, mais malheureusement plus souvent à l'état chonique, avant que le malade ait songé sérieusement à réclamer le secours de la médecine. Bien souvent un léger dérangement d'estomac, que l'on attribue à une indigestion ou à l'effet insalubre de tel ou tel aliment, de telle ou telle boisson, est déjà un symptôme très prononcé de gastrite; et ce n'est qu'après avoir vu renouveler ces accidens, d'abord peu intenses, puis plus fâcheux, plus compliqués, plus rapprochés surtout les uns des autres, c'est après avoir éprouvé des douleurs d'estomac, des coliques, des constipations opiniâtres ou des dévoiemens sans cause connue, que l'on songe à réclamer les secours de la médecine : alors, si malheureusement la maladie n'est pas de prime-abord reconnue, si le traitement convenable n'est pas immédiatement appliqué, l'état pathologique des organes augmente, et la guérison devient de plus en plus difficile (1).

TRAITEMENT DE LA GASTRITE A L'ÉTAT AIGU.

Dans un traité complet de la gastrite et des maladies des viscères abdominaux, que j'espère bientôt pouvoir publier, je traiterai à fond des divers modes de traitement employés jusqu'à ce jour, et

---

(1) Un journal (*le Siècle*, 21 janvier) s'exprime ainsi : « On nous » écrit des frontières d'Italie : l'autopsie de la duchesse de Wur- » temberg a donné les résultats suivans : les organes digestifs pré- » sentaient tous les caractères d'une lésion *incurable ; la poitrine* » et les *poumons* étaient dans un état satisfaisant. » Pendant toute la durée de la maladie de l'infortunée princesse Marie, on a constamment dit dans le public et dans les journaux qu'elle était en proie à une affection *de poitrine* ; le public était donc dans l'erreur, ou l'on n'a pas reconnu la maladie, prenant peut-être le caractère principal pour un symptôme ; car on dit que la pauvre princesse était dans les derniers temps de sa vie tourmentée par une diarrhée continuelle; elle aurait donc succombé à une gastro-entérite chronique, autrement dit à une gastrite dans son plus haut degré de développement et d'intensité, affection certainement *curable* et qui, si la version du journal est exacte, n'aurait pas été reconnue !... Que de regrets alors !...

je démontrerai, par les faits et par le raisonnement, que l'on s'est généralement fait une fausse idée de ces affections. Je prouverai que les phlegmasies des organes abdominaux diffèrent essentiellement dans leur caractère, et surtout pour leur traitement, de celles des autres organes ; je démontrerai que, pour ces sortes d'affections, la méthode évacuante, déjà si heureusement employée dans ces derniers temps pour les fièvres typhoïdes, peut, étant habilement dirigée, obtenir des succès assurés, pendant que le contraire a constamment lieu par la méthode des saignées générales, dont on a trop souvent abusé : le peu d'étendue donné à cet opuscule ne me permet pas de décrire ici avec détails toutes les nuances du traitement que j'emploie le plus ordinairement, et dont le sirop sédatif de ma composition fait la base principale, joint aux remèdes propres à corriger l'âcreté des humeurs, cause presque générale des phlegmasies intestinales. Je me bornerai à dire que ce n'est qu'avec une extrême circonspection que je me décide à employer les saignées dans le cas dont il s'agit, et seulement lorsque le sujet est très pléthorique, que le pouls est non seulement fréquent, mais encore dur, plein et vibrant ; encore je ne m'y résous qu'après avoir tenté l'effet de la saignée locale au moyen de quelques sangsues appliquées sur le lieu qui avoisine le plus le siége

du mal. Les boissons délayantes et mucilagineuses,
les bains, les frictions cutanées, sont des moyens
auxiliaires que j'emploie le plus souvent ; mais c'est
surtout dans le choix des alimens que je porte une
attention sérieuse ; car il ne faut pas croire, ainsi
que beaucoup de médecins le pensent, que les
malades affectés de gastrite ne doivent point manger : il faut qu'ils mangent, au contraire (1); la
diète rigoureuse leur est aussi préjudiciable que le
serait un régime peu réglé ; mais il faut savoir,
d'abord, choisir l'alimentation qui leur convient,
puis ensuite donner à l'estomac la faculté de tolé-
rance nécessaire pour élaborer la digestion. J'ai
souvent guéri, comme par enchantement, des gastrites à l'état aigu, par une simple application de
dix à douze sangsues à l'anus, suivie de l'usage de
mon sirop sédatif à la dose de trois à quatre cuillerées à bouche par jour, divisées à des distances
égales dans la journée ; dans certains cas de grande
irritation, je prescris une cuillerée avant et une
cuillerée après chaque repas. (Voir pour les effets
de ce sirop le rapport fait à la Société des sciences
physiques et les observations.)

---

(1) Mais non pas des tranches de gigot et des biffteks, comme
on dit que le prescrit à ses malades un médecin à Paris qui affecte
la prétention de guérir la gastrite.

GASTRITE CHRONIQUE.

Si la gastrite aiguë est facile à reconnaître, facile à définir et facile à traiter ; si un médecin tant soit peu exercé peut aisément diriger son malade dans cette période de la maladie, et l'amener à voie de guérison, il n'en est pas de même pour la gastrite à l'état chronique, pour cette longue et douloureuse maladie qui saisit sa victime par degrés insensibles, s'en empare peu à peu, altère son moral plus encore que son physique (1), parvient bientôt à troubler toutes ses joies, lui ôte repos, bonheur, espérance d'avenir, et détruit insensiblement les ressorts de la vie en tarissant la source indispensable de réparation et de reproduction. Oh ! que cette maladie est longue, combien elle fait souffrir, combien elle afflige ceux dont les tendres soins voudraient apporter remède aux maux des êtres qui leur sont chers. Pour nous qui l'avons vue de près, bien souvent, bien longtemps à notre chevet, nous qui savons les mauvais jours, les plus mauvaises nuits qu'elle nous a comptés, nous croyons fermement

---

(1) On voit souvent des malades, surtout parmi les femmes, affectés de gastrites très graves, conserver sur leur visage l'apparence de la plus belle santé. J'ai connu une jeune dame qui souvent dérobait ses pleurs à ceux qui lui disaient : *Vous avez une fraîcheur qui annonce une bien bonne santé : mon Dieu ! que vous êtes heureuse !*

avoir mérité quelque chose de l'humanité en offrant à nos concitoyéns le résultat de nos travaux et de nos efforts contre cette terrible maladie.

SYMPTOMES DE LA GASTRITE CHRONIQUE.

Ainsi que nous l'avons dit plus haut, la gastrite souvent s'empare d'un malade d'une manière insensible ; d'abord quelques difficultés à digérer, des indigestions sans causes suffisantes, ou des renvois acides après avoir mangé , un sentiment de malaise vers la région de l'estomac, de la pesanteur, disposition particulière au sommeil peu de temps après le repas, presque toujours gonflement pénible ou plutôt apparence de gonflement du ventre pendant la digestion ; ce gonflement, plus ou moins considérable, est quelquefois tel qu'il semblerait qu'on a insufflé de l'air dans le ventre, qui devient tout-à-coup serré et tendu comme un tambour ; à cela se joint, dans la plupart des cas, une grande difficulté pour aller à la garderobe, plus rarement le dévoiement ; les malades rendent avec peine des matières dures qui ressemblent assez à de petites noix de volumes divers ; ces matières grumelées sont souvent accompagnées d'une sécrétion blanchâtre mucilagineuse, ressemblant assez à du blanc d'œuf mal cuit ; ceci est toujours un symptôme assez grave, et c'est un de ceux qui disparaissent le plus aisément par l'usage de la marmelade fondante de santé que jai formulée à cet effet; cette marmelade a la propriété de rendre le ventre libre, les évacuations douces et faciles, et jamais elle ne procure ni tiraillemens, ni douleurs aux intestins les plus délicats.

Les malades souffrent plus ou moins; quelquefois la digestion est plus laborieuse, plus gênante que douloureuse, et au bout de quelques heures tous les symptômes disparaissent pour recommencer ensuite; mais souvent les malades éprouvent un sentiment de chaleur, une ardeur brûlante bien douloureuse; d'autres fois il semble aux malades qu'ils ont une plaie interne qui se trouve à vif en contact avec les alimens; ils y éprouvent comme l'effet d'un fourmillement. Une personne me disait qu'elle éprouvait une sensation semblable à celle que lui ferait éprouver un animal qui lui aurait mangé l'estomac; elle était persuadée qu'elle avait un cancer interne; la douleur s'étendait jusqu'au dos; c'est qu'en effet l'irritation de l'estomac est telle qu'elle peut simuler tous ces symptômes et produire les sensations les plus diverses; j'ai vu des malades qui semblaient éprouver quelque soulagement à s'appuyer fortement le dos ou l'estomac contre quelque corps dur, d'autres à prendre des boissons extrêmement froides.

CAUSES DE LA GASTRITE.

Lorsqu'une maladie se montre plus fréquemment dans un temps que dans un autre, lorsque surtout elle apparaît comme une sorte de nouveauté qui vient affliger la population contemporaine, il faut rechercher la cause de son invasion dans l'influence des choses intérieures autant que dans celles qui sont extérieures : c'est ainsi que faisait Hippocrate, de divine mémoire; l'air, la terre, les alimens, l'influence des vents et des saisons, les différences de température, tout était observé par ce médecin philosophe, qui cherchait bien plus à guérir les maladies en combattant leurs causes, qu'à fonder sa force thérapeutique sur l'empirisme des remèdes. La gastrite nous fournit l'application de cette sage théorie; on connaissait fort peu la gastrite autrefois, du moins telle que nous la connaissons aujourd'hui; les anciens nous ont transmis peu de documens sur sa nature et sur son traitement; Boerhaave, Stoll, Hoffmann, Cullen, ont tour-à-tour envisagé la gastrite sous divers points de vue, selon qu'ils étaient imbus du système humoral ou du système solidiste; mais on chercherait vainement dans leurs ouvrages des données concluantes, ou propres à éclairer le diagnostic de l'affection que nous voyons de nos jours, de cette affection particulière de l'estomac et des autres parties de l'appareil digestif, que, faute de mieux, et pour se faire comprendre, on a qualifiée de gastrite chronique, et que nous croyons mieux nommée *Digestalgie*. Dans les temps les plus rapprochés de nous il ne paraît pas qu'on ait mis une grande importance à décrire cette maladie, ce qui, pour le noter en passant, semble un signe certain qu'elle était peu commune. Pinel vint et rangea la gastrite dans ses nombreuses catégories de fièvres, système alors en faveur dans le monde médical; puis enfin Broussais, qui, le premier, armé du flambeau de l'observation pathologique, détruisit le trompeur échafaudage des fièvres *essentielles*, et démontra que ce que l'on s'était avant lui efforcé de classer et de sous-classer comme des maladies particulières, n'était en réalité que les symptômes d'altérations morbides dont on avait presque complètement ignoré l'existence, ou que l'on considérait comme l'effet pathologique des prétendues fièvres essentielles, prenant ainsi, à la lettre, la cause pour l'effet, et le symptôme pour la maladie. Broussais est, sans contredit, le premier médecin qui ait tracé avec l'habileté que donne un haut savoir l'histoire des lésions des organes internes, et qui ait introduit dans les études de la science médicale les lumières d'une saine philosophie; mais extrêmement préoccupé du soin de ren-

verser le système de ses adversaires et d'élever sur
ses ruines les bases de la médecine physiologique;
obligé, par la nature même de la mission qu'il s'était
donnée, de grouper tous les symptômes, de presser tous les faits afin de présenter sa doctrine avec
cette unité de principes et de vues qui en ont fait
la gloire et en ont assuré le succès, Broussais, disons-nous, comme chef d'une école qui n'admettait
point de composition, n'a pas même dû songer aux
exceptions qu'auraient cependant méritées les altérations extrêmement variées de divers viscères du
bas-ventre, et particulièrement de l'estomac, dans
le fait de la digestion.

La gastrite, avons-nous dit, était généralement
peu connue autrefois; nos pères le disent, et nous
pouvons les en croire, car ici les écrits sont d'accord avec la tradition; il faut donc que quelque
circonstance particulière ait, dans ces derniers
temps, favorisé le développement de cette maladie.
En suivant le précepte d'Hippocrate, nous avons dû
rechercher avec soin, parmi toutes les causes qui
peuvent influer sur la santé des hommes, quelles
étaient celles que l'on pût accuser par préférence
à toutes autres; naturellement nous avons dû songer aux choses qui, par leur influence habituelle,
ont une action directe sur l'estomac et sur les intestins; par conséquent les alimens et les boissons.
Si la gastrite n'atteignait que les hommes du peu-

ple, malheureusement adonnés à de mauvaises habitudes, buvant parfois outre mesure et qui, dès le matin, s'ingèrent dans l'estomac, à jeun, et comme on pourrait dire, *à cru*, plusieurs verres de mauvais vin ou de plus mauvaise eau-de-vie; si l'on ne rencontrait cette affection que chez les pauvres, dont la nourriture est presque toujours grossière et de mauvais choix, nous aurions aisément conclu que la maladie était une conséquence naturelle de l'action des boissons alcoholisées ou des alimens réputés *indigestes*; mais il n'en est pas toujours ainsi, et c'est presque le contraire qui a lieu. Sans prétendre établir ici comme un point de fait, que l'usage du vin ainsi que des liqueurs ne soient pas d'un usage pernicieux, nous devons cependant déclarer que, généralement parlant, il y a infiniment moins de gastrites parmi les gens qui vivent en vrais faubouriens, qu'on me passe cette expression, *mangeant et buvant à chaque instant du jour*, que parmi ceux qui mènent une vie extrêmement régulière. Parcourez les halles, les marchés, voyez ces femmes joyeuses et hardies, aux belles et fraîches couleurs, mangeant à belles dents un énorme morceau de pain aiguisé d'un peu d'ail, ou du fumet d'un hareng saur; voyez ces vigoureux ouvriers des ports, ces robustes *forts* de nos bazars publics, manger en plein air la solide portion de soupe ou de légumes que leur tient toute prête et toute chaude la cuisinière nomade, providence de ceux dont la vie est dans les bras. Voyez les uns et les autres, quand le labeur est un peu productif, ou, comme ils disent, *quand le temps n'est pas trop dur*, s'acheminer vers le marchand de vin, qui grâce au ciel n'est jamais loin d'eux, et arroser leur solide repas d'un grand verre de vin *sans eau*, attendu, disent-ils, *que tout y est d'avance*, et plût à Dieu qu'il n'y eût que de l'eau! Eh bien! ces gens-là *mangent souvent*, boivent de même, et n'ont pas de gastrite.

Depuis bientôt un demi-siècle nos habitudes de vie ont subi une aussi grande révolution que celle de nos idées et de nos mœurs politiques; un repas important a été complètement supprimé, le *souper*: on pourrait même dire deux, car le déjeûner est bien peu de choses pour beaucoup de gens, et le petit repas que l'on nommait le *goûter* a disparu tout-à-fait, surtout dans les villes; à peine quelques pensions le conservent-elles pour les enfans, qui plus que les adultes ont dû ressentir l'effet de ce changement dans nos habitudes. Une grande activité de corps et d'esprit, le besoin de laisser une plus large place aux affaires, à l'étude, aux travaux industriels, a fait perdre à la régularité des heures de repas l'importance qu'elle avait autrefois. Quantité de gens ne mangent réellement qu'une seule fois par jour, vers six ou sept heures du soir;

de sorte que si la digestion de ce repas est terminée à dix heures, il se passe vingt heures avant que de nouveaux alimens viennent occuper et faire fonctionner l'estomac, cette machine autoclave qui doit sans cesse fonctionner, au moins pendant le temps de veille, et qui, faute de pouvoir exercer son action sur des substances nutritives, l'exerce sur elle-même et d'une manière bien funeste dans l'état de vacuité.

Autrefois les heures de repas étaient tellement régulières, malgré leur courte distance, que vous eussiez été fort mal venu de vous présenter pour affaire chez un commerçant ou partout ailleurs aux heures consacrées aux repas (1). Maintenant il n'en est plus ainsi, le repas est une charge, une peine pour beaucoup d'individus trop préoccupés de leurs intérêts matériels, et qui sacrifient tout au besoin de gagner ou à l'exigence de leurs occupations. J'ai soigné un marchand qui, peu

---

(1) Il en est encore de même chez tous les peuples du Nord et dans nos départemens qui se trouvent dans cette direction, excepté pour la classe élevée, qui suit les habitudes de la capitale. Je me souviens que lors de nos campagnes d'Allemagne il m'est arrivé plus d'une fois, soit à Vienne, soit à Berlin, de me présenter en vain à la porte d'un marchand que j'apercevais du dehors, dînant fort tranquillement avec sa famille et ses commis ; le bruit que je faisais inutilement pour ouvrir la porte, fermée en dedans avec précaution, ne leur faisait pas même tourner la tête, ou j'obtenais simplement un signe de tête négatif qui annonçait clairement que ma venue était intempestive.

confiant dans le zèle de ses garçons, même dans celui de sa femme, ne pouvait se résoudre à prendre nourriture tant qu'il voyait quelques chalands dans sa boutique; il en résultait qu'on ne savait chez lui à quelle heure manger, et sa cuisinière m'a souvent raconté qu'il lui arrivait d'apporter et de remporter la soupe plus d'une fois avant qu'elle fût mangée. Cet homme était en proie à une gastrite des plus intenses. Je soigne encore en ce moment une dame dont la profession est assez productive par le talent qu'elle y apporte ; cette dame, qui trouve tout son plaisir à orner son appartement de beaux meubles et de ces mille colifichets dont le goût ne se rencontre ordinairement que dans la classe riche de la société, ne peut se résoudre à quitter son travail pour prendre un repas qui l'attend souvent plusieurs heures; il en est de même pour son sommeil dont elle se priverait tout-à-fait, si cela était en son pouvoir: il n'est pas besoin de dire qu'elle est également victime de la gastrite.

Ce que nous venons de dire fait assez prévoir quelle est notre opinion sur l'influence de l'alimentation sur la santé publique ; oui, nous sommes persuadés que de toutes les causes prédisposantes de la gastrite, les trop longues distances d'un repas à un autre, et la nécessité, par suite, de beaucoup manger en une seule fois, sont les causes

principales de son extension parmi nous; remédier à cet inconvénient autant qu'il est possible
sans prétendre changer des habitudes qui ont
maintenant force de nature, est un des conseils que
nous donnons d'abord à toute personne qui nous
consulte; et si les bornes que nous nous sommes
imposées le permettaient, nous démontrerions avec
méthode, et par l'exemple même des animaux, que
le seul moyen d'entretenir l'estomac en bon état,
est de l'occuper souvent à l'état de digestion, en
faisant bon choix des substances alimentaires.

INFLUENCE DE L'ÉPOQUE CRITIQUE POUR LES FEMMES.

L'époque désignée communément pour les femmes sous le nom d'*époque critique*, d'*âge de retour*,
déjà, par plus d'une raison, si orageuse pour elles,
se complique souvent de gastrite. Ici les symptômes
se modifient à l'infini, et prennent des caractères
si divers qu'un volume suffirait à peine pour en
indiquer toutes les nuances, c'est ce que nous ferons
dans l'ouvrage que nous nous proposons de publier. On verra combien ici le médecin doit être
doué du tact observateur, combien il est essentiel qu'il ait étudié avec attention les caractères si
légers des altérations organiques qui s'annoncent,
dans la plupart des cas, par des sensations mo-

rales inaccoutumées, trop souvent mal appréciées. Si nous pouvions dire ici tout ce que l'expérience et l'observation nous ont appris, que de choses inexplicables se dévoileraient tout-à-coup, et combien de faits, dont la tête et le cœur sont accusés, qui ne doivent leur existence qu'à l'état pathologique de l'estomac (1)!

GASTRITE NERVEUSE.

Il est une espèce d'altération des fonctions digestives qui reconnaît spécialement pour cause une sorte de névrose générale avec influence particulière et directe sur l'estomac, c'est ce qui constitue la gastrite nerveuse. Comme elle est essentiellement du domaine des affections nerveuses, nous renverrons le lecteur aux quelques mots que nous dirons au sujet de ces maladies.

EFFETS DE LA GASTRITE, ET INFLUENCE DES ÉVACUATIONS NATURELLES SUR LA SANTÉ ET SUR LE MORAL DES INDIVIDUS.

Voltaire a dit quelque part que les hommes qui se sont rendus fameux par leurs goûts sanguinaires n'allaient pas bien à la garderobe. Cette pensée a toute la profondeur et toute la portée que

---

(1) Voyez aux maladies nerveuses.

cet homme extraordinaire mettait dans ses réflexions; elle prouve de plus qu'il connaissait l'influence qu'exercent sur nous les variations de cette
partie de nos fonctions animales, et sans doute
lui-même a vu souvent son caractère irascible et
sa fougue bilieuse diversement excités par l'état de
son ventre. Rien ne dispose à la tristesse, aux
idées sombres, comme la constipation, et la gastrite, qui déjà rend si malheureux, dispose plus
que toute autre cause à cet état fâcheux des fonctions de l'abdomen.

Il serait vraiment curieux de rechercher par la vie
et les habitudes intimes des hommes, et jusque dans
leurs fonctions les plus secrètes, l'explication de
faits qui étonnent parfois ou qui affligent l'humanité. Personne, que nous sachions, ne s'est avisé
jusqu'ici d'ériger en oracle d'une nouvelle espèce
le lieu secret où le gentilhomme comme le bour-
geois, l'homme d'État comme le manant, vont
d'une façon toute semblable se débarrasser d'un
résidu en tout pareil, quoique provenant de
substances différentes quant à leurs caractères ex-
térieurs. Hélas! oui, et n'en déplaise aux gens délicats que mon langage pourrait choquer, l'humble
ouvrier qui débarrasse pendant la nuit de nos de-
meures, ou qui emboîte à la façon nouvelle, pendant le jour, le produit infime de nos digestions,

ne saurait distinguer ce qui est le résultat de la noble nourriture de la plus élégante de nos dames, de celui qui est le produit de la plus chétive et de la plus grossière nourriture de nos artisans; c'est que vous avez beau dorer, parfumer, couvrir ce corps d'étoffes somptueuses, la nature est la même, les besoins sont les mêmes, et le mécanisme de ces fonctions le même, soit qu'elles s'exercent sous le velours, soit qu'elles s'exercent sous la bure; mais revenons.

Si nous traçons dans la série de nos dispositions intellectuelles, et parmi celles qui distinguent l'homme par ce qu'on appelle *caractère essentiel*, une ligne droite, en prenant pour point de centre la disposition *bonté*, nous trouverons, en allant directement vers les dispositions d'un ordre élevé, que cette ligne atteindra les dispositions *violence*, *fureur*, en passant par les dispositions intermédiaires essentielles, *fermeté*, *courage*, *audace* (1); et si nous dirigeons ensuite cette ligne, à partir de

---

(1) On comprend que dans cette théorie toute nouvelle, et que nous donnons avec toute l'humilité qui convient à un modeste savoir, nous négligeons une foule de dispositions intermédiaires peu tranchées. Ainsi l'*opiniâtreté*, la *colère*, la *dureté*, la *persistance dans les idées*, etc., etc., trouveraient ici leur place ; souvent aussi une disposition se neutralise par une autre. Rien dans la nature ne peut rigoureusement se classer. Dieu seul est seul.

la disposition *bonté*, vers les dispositions plus douces, pour ne pas dire d'un ordre moins élevé, nous trouverons, en suivant également une ligne directe, les dispositions *pusillanimité*, en passant par les dispositions intermédiaires, *bienveillance*, *débonnaireté*, *faiblesse*. La bonté est donc le *juste-milieu* de cette ligne de nos dispositions naturelles dont un bout tient à la fureur et l'autre bout à la pusillanimité; eh bien! à notre avis, tous ceux qui ont le système sanguin dominant, la fibre ferme, le fluide nerveux actif, seront, par la nature même de leur organisation, disposés naturellement au premier ordre des sensations que nous venons de désigner; ces gens-là auront rarement le ventre libre (je demande pardon pour mes définitions, mais la science ne peut reculer devant les difficultés des mots), et si à ce tempérament sanguin se mêle en excès le tempérament sec et chaud, nommé par les anciens bilieux (atrabile, atrabilaire), ces gens-là seront souvent constipés, et seront, plus que tous les autres, disposés aux actes violens, soit qu'ils les commettent eux-mêmes, soit qu'ils les conseillent, soit qu'ils les ordonnent; Néron, le pape Clément VI et Philippe-le-Bel étaient probablement constipés.

Si, à partir de la disposition *bonté*, qui est le point d'équilibre, la combinaison parfaite, la perfection désirable de l'espèce humaine, nous nous dirigeons vers la disposition *pusillanimité*, nous dirons que ceux chez qui le système muqueux et lymphatique domine, qui ont la fibre molle, le fluide nerveux lent, sont, en vertu du même principe, poussés vers le second ordre des dispositions intellectuelles, et iront plus ou moins avant dans cette direction, suivant que leur organisation aura plus ou moins de ténacité ; ces gens-là auront des garderobes faciles. On sait l'effet que produit la peur sur certains individus, et plus d'un apprenti brave a senti son ventre grouiller au premier coup de feu de l'ennemi.

Ne cherchons donc point si haut l'explication de tant de catastrophes, de si longues guerres et de discordes civiles, lorsque c'est tout simplement l'effet du tempérament de ceux qui ont fomenté, dirigé ces grands événemens; et lorsque vous voyez un ministre, exploitant quelque calamité publique, venir demander à la législation de nouvelles rigueurs pour ajouter aux rigueurs déjà imaginées avant lui, informez-vous à son valet de chambre si depuis quelques jours il n'a pas été à la garderobe.

Nous savons tout ce qu'il peut y avoir en apparence de paradoxal dans le système que nous venons de développer très sommairement; mais ce n'est pas une raison pour le mépriser tout-à-fait; les meilleures idées se sont très souvent introduites sous la forme de plaisanteries ; et d'ailleurs il ne faut pas croire que ce qui vient d'être dit s'est trouvé tout juste aujourd'hui même au bout de notre plume, et comme pour remplir une page ou deux; c'est le résultat de nombreuses observations dont nous pourrions citer les sujets si nous le pouvions sans blesser le principe de civilité connu : que l'on doit indulgence aux morts et politesse aux vivans (1).

Quoi qu'il en soit de notre système, que nous ne pourrions développer sans entrer dans des définitions physiologiques qui nous écarteraient beaucoup de notre sujet, il est bien démontré que si la gastrite dispose à la constipation, la constipation à son tour augmente les accidens de la gastrite ; aussi avons-nous grand soin de remédier à cet inconvévient par tous les moyens possibles; cet objet fait partie essentielle des instructions que nous donnons aux malades qui se confient à nos soins; nous y apportons une attention toute particulière.

---

(1) Les grands seigneurs orientaux, *autrefois*, faisaient, par forme de passetemps, et pour éprouver le tranchant de leur cimeterre, sauter quelques têtes d'esclaves *après dîner*. Autrefois aussi ils faisaient un usage copieux d'opium, qui, bien que d'une nature et d'une préparation différentes de celui qui nous parvient par le commerce, enivrait leurs sens, et devait tout comme le nôtre porter à la constipation. Charles IX, qui tirait sur les bons Parisiens, allait difficilement à la garderobe. Que n'a-t-il pris quelques laxatifs la veille de la Saint-Barthélemy !

TRAITEMENT DE LA GASTRITE CHRONIQUE
(DIGESTALGIE).

Le traitement que nous avons si longtemps expérimenté, modifié de mille façons différentes, puis
enfin adopté comme le seul rationnel, est un composé de la méthode évacuante et de l'emploi convenablement combiné des calmans le plus en usage
pour combattre l'irritation des membranes séreu-
ses; on sait que l'extrait de belladona, les teintures
et l'eau de laurier-cerise, la thridace, les diverses
préparations d'opium, l'aspergine, etc., sont tour à
tour et quelquefois simultanément employés à cet
effet; c'est aussi parmi ces agens, et non ailleurs,
que nous choisissons nos auxiliaires, sans donner
spécialement la préférence à aucun d'eux.

Evacuer les humeurs âcres que la sur-excitation
des organes de la digestion produit sans cesse, et
qui, à leur tour, réagissent sur la sensibilité nerveuse, tel est le principal effet de la marmelade fondante dont nous avons déjà parlé; composé uniquement d'extraits de fleurs et de fruits, ce remède
végétal est bien supérieur aux purgatifs les plus
doux; la constipation la plus opiniâtre cède aisément à son usage, et l'équilibre entre la digestion
et les évacuations ne tarde pas à se rétablir.

A l'aide du sirop et des autres remèdes sédatifs
combinés suivant l'intensité ou l'ancienneté de la

maladie, la sensibilité anormale de l'estomac et des intestins se trouve modifiée au point de leur permettre de fonctionner sans douleur pendant l'acte de la digestion , et de laisser un libre passage aux alimens.

Je ne puis ici livrer, à l'avance, des formules de remèdes qui ont besoin d'être administrés avec prudence et discernement, et dont le mauvais emploi compromettrait l'efficacité; mais je ne refuse à personne les renseignemens sur l'effet, l'emploi et même la composition des remèdes dont je fais usage, et dont la préparation est, depuis quelques années, confiée à une des meilleures pharmacies de Paris. Il n'y a point là de secrets, de formules empiriques; ma réserve est toute de prudence et toute dans l'intérêt des malades; ceux qui me consultent et suivent un traitement général, aussi bien que ceux qui veulent se traiter eux-mêmes à l'aide d'un simple avis sur l'indication et l'usage des médicamens qui leur conviennent, sont toujours sûrs de trouver auprès de moi bon accueil et soulagement: je répondrai à toutes les demandes et questions qui me seront faites à ce sujet, soit par écrit, soit à mon cabinet.

Ce que je ne puis dire, dans un livre, parce que cela est impossible, ce que je ne puis ni expliquer ni formuler, ce sont les nombreuses modifications, soit dans le choix, soit dans la combi-

naison, soit dans les doses de ces mêmes médicamens. C'est cette sorte d'inspiration que donnent la
confiance du succès et l'habitude de suivre une maladie; c'est l'audition du malade; c'est le récit de
son état, de ses souffrances, qui nous éclaire et nous
guide; ce sont les lumières que nous fournit la connaissance de son âge, de son sexe, de sa profession,
de ses habitudes, du lieu qu'il habite; c'est, enfin,
l'ensemble de tous les symptômes, de tous les faits
qui ont précédé ou suivi l'invasion de la maladie;
qui nous inspire dans nos prescriptions, et nous
conduit au succès.

RÉGIME DIÉTÉTIQUE.

Le régime de vie est aussi important dans le traitement de la maladie que le choix et l'administra-
tion des médicamens; cette partie intéressante doit
être étudiée avec soin par les malades qui sont
désireux de guérir et ne veulent point consumer
leur temps en folles espérances. Nous ne sommes
plus au temps des miracles, et je n'ai aucune prétention à en faire; point de régime, point de guérison; et je ne comprends pas qu'il puisse se trouver
un seul homme qui refuse de reconnaître cette vérité (1). Sans doute, il est quelques maladies pour

(1) C'est aussi un régime que celui que j'extrais d'une consulta-

lesquelles le régime n'a qu'un effet secondaire ; mais lorsqu'il s'agit *de l'estomac*, de l'organe même de la digestion, de cet organe qui doit fonctionner quoique malade, le bon sens et la raison indiquent que l'on ne doit y introduire, comme alimens, que les substances qui, par leur nature ou leur qualité, ne soient pas une difficulté de plus ou une entrave à l'acte de la digestion; que diriez-vous à quelqu'un qui conseillerait à un pauvre ouvrier, déjà malade, d'augmenter sa fatigue ordinaire en doublant ses travaux?

Non seulement il faut, autant que possible, diminuer le travail de l'estomac en lui donnant des sub-

---

tion que j'ai sous les yeux et qui a été donnée par un homme qui affecte de parler avec mépris de presque toutes les célébrités médicales ; mais c'est un régime bien malheureux, bien absurde et surtout bien dangereux; on a peine à croire que de pareilles choses puissent s'écrire à Paris, et qu'à l'époque éclairée où nous sommes il se trouve des personnes assez crédules pour suivre des conseils aussi dépourvus de sens et de raison ; il s'agit, bien entendu, d'une gastrite. « Régime composé de soupes grasses, de viandes de bœuf » rôties, de bifftek, *à la mode*, de gigot, de côtelettes, *de filet de* » *porc*, de gibier, etc., etc. » Mais le mieux de l'affaire c'est la recommandation des choses *dont il faut s'abstenir.* « Éviter les » viandes de poulet, *de poisson*, de dindon (je ne sais en vérité ce » qu'a fait le *dindon* pour mériter l'exclusion quand on a recom- » mandé le *porc*), le *laitage*, les salades, *si ce n'est celle de cres-* » *son.* » En vérité on ne peut s'imaginer de pareilles choses, et les personnes qui souffrent de l'estomac et qui liront ceci seront bien émerveillées de voir qu'on leur conseillerait le cresson pour calmer leurs douleurs, et surtout l'ardeur brûlante qui les fait tant souffrir et leur rend la digestion si pénible.

stances faciles à digérer, mais il faut encore que les médicamens appropriés à la maladie ne troublent point eux-mêmes la digestion, et soient administrés avec les alimens afin que, d'une part, leur effet protége l'organe malade, et que, de l'autre, leur assimilation ait lieu par une seule et même opération avec la chimification ; les médicamens agissent sur nos organes de la même manière que les substances alimentaires, par contact immédiat et travail de digestion ; il ne faut donc pas, lorsque cela n'est pas impérieusement nécessaire, donner une double besogne à l'estomac, qui a déjà bien assez à faire de suffire aux besoins de conservation et de réparation corporelles: c'est à quoi je m'applique avec soin dans mon traitement. Pour l'instruction des malades qui suivent mes conseils, autant que pour celle de ceux qui ont encore, après guérison, besoin d'une grande attention dans leur manière de vivre, je vais mettre ici avec détail le régime alimentaire que je conseille, conjointement avec l'usage des remèdes spéciaux, qui sont toujours indispensables (1).

---

(1) Ce n'est que dans la deuxième édition de cet ouvrage que j'ai indiqué avec détail le régime à suivre, et je m'en suis presque repenti ; car beaucoup de malades, croyant que cela pouvait suffire, ont essayé de se soigner sans conseils et sans médicamens ; ils ont ainsi endormi un peu la maladie, mais cela ne pouvait les mener à guérison ; plus tard, ces mêmes personnes

Je considère deux degrés dans le régime, comme j'en considère deux dans la gravité de la maladie : dans le premier degré, les malades n'éprouvent que de la difficulté, de la pesanteur, de la gêne ; dans le deuxième, il y a douleur, travail pénible, impossibilité presque absolue de digestion, même pour les choses les plus légères et en apparence les plus faciles à digérer.

Dans le premier comme dans le second cas, comme dans tout le cours du traitement, je dirai aux malades : « Étudiez avec soin votre estomac ; observez avec attention l'effet que font sur lui les substances dont vous faites usage, et conformez-vous à l'expérience, elle vaut mieux que tous les raisonnemens ; rien n'est plus bizarre que tout ce que l'on appelle assez singulièrement *les caprices de l'estomac*, et telle susbstance que pendant un temps votre estomac ne pouvait souffrir devient tout-à-coup celle qu'il digère le mieux ; de même, des substances que vous ne pouviez d'abord digérer deviendront, par l'effet de votre traitement, d'une digestion agréable et facile. » Ce principe posé, passons à l'indication des substances alimentaires propres aux divers degrés de la maladie.

---

ont compris qu'il fallait qu'elles fussent guidées et elles ont eu recours à moi ; mais un temps bien précieux était perdu et le traitement par conséquent devenait plus long et plus difficile.

PREMIER DEGRÉ.

Les malades, à ce premier degré, peuvent généralement faire usage d'alimens gras, potages et autres; mais je leur conseille d'avoir grand soin de ne pas faire leurs bouillons trop succulens par abondance de grosse viande ; un mélange d'une partie de bœuf, une de veau et une de volaille, une ou deux laitues, des carottes, des navets, peu de sel, forment le composé d'un excellent bouillon très nutritif, à l'aide duquel on fait des potages, soit au pain, soit au vermicelle, soit à la semoule, au riz, aux fécules, au sagou, au tapioka, etc.

Les malades feront usage de pain, toujours un peu rassis, confectionné avec la plus belle et la plus pure farine de froment; ils auront soin d'humecter convenablement leurs alimens, et de bien mâcher en mangeant. L'eau bien pure, avec addition d'une cuillerée de sirop sédatif par verre et d'une très légère proportion de vin de Bordeaux, formera une boisson très salutaire ; les boissons doivent être bues un peu tièdes en hiver.

Les viandes dont ils pourront faire usage seront celles des jeunes animaux, et, en première ligne, les viandes blanches, volailles, poissons frais ; les viandes modérément cuites sont de meilleure digestion que les viandes très cuites ; cela est surtout vrai pour les viandes rôties.

Le miel, belle qualité, est un excellent aliment ; il rafraîchit le corps et facilite les évacuations.

Le laitage, quand on le digère bien, est très bon, les œufs frais aussi, mais très frais, et seulement cuits à la coque ; on peut y ajouter un peu de beurre frais.

Les végétaux sont les alimens par excellence pour toute personne affectée de gastrite, à quelque degré qu'elle soit ; les meilleurs sont les herbacés frais dans la saison, les épinards, les salsifis, les cardes, les concombres, le potiron, les laitues, les pois fins, les haricots verts, les carottes, les choux-fleurs, les navets, ces deux derniers moins que des autres ; mais le légume devant lequel tous les autres doivent céder le pas est sans contredit la pomme de terre. Dieu a favorisé la pomme de terre, et l'a choisie entre toutes les productions végétales pour procurer à l'homme une nourriture saine, agréable et économique ; peu de terre lui suffit, presque tous les climats lui conviennent ; elle exige bien peu de culture, et cependant les services qu'elle rend à l'humanité sont immenses ; il y a à peine un demi-siècle qu'elle était inconnue ou méprisée ; l'illustre Parmentier fut son avocat, le roi Louis XVI son protecteur, et dès son début sa fortune fut assurée dans nos climats. Aujourd'hui ce tubercule, qui naguère encore et dans beaucoup de localités était réservé à la nourriture de quelques animaux, se trouve honorablement placé sur la table du riche, et vient porter l'abondance dans la demeure du pauvre.

Il n'est pas de légume qui puisse être mangé de plus de façons différentes et à moins de frais que la pomme de terre : au lait, au beurre, à l'eau, cuite sous la cendre , la pomme de terre est également agréable et également digeste. Quelques fruits ne sont pas nuisibles ; ce sont principalement ceux qui ne sont pas acides, tels que la bonne poire fondante, l'abricot, la pêche, la fraise, les figues, la pomme de rainette cuite, le melon en petite quantité ; le chocolat fin, bonne qualité, sans aromates, et préparé à l'eau, n'est pas malfaisant.

La cuisine la plus simple est toujours la meilleure pour les personnes qui ont l'estomac délicat, et l'on peut dire qu'un bon cuisinier est bien souvent une richesse perfide ; la meilleure manière d'accommoder les alimens et particulièrement les légumes et le poisson est de les faire préparer tout simplement avec un peu de beurre bien frais que l'on fera bouillir le moins qu'il sera possible.

J'ai vu des malades et surtout des dames qui, ne pouvant obtenir, ou craignant de ne pas obtenir de leurs domestiques toute la simplicité nécessaire dans la préparation de leur nourriture, prenaient le parti de faire leur cuisine; ceux-là étaient bien sûrs de n'être pas trompés. Ma femme conserve encore le petit fourneau à l'esprit de vin sur lequel, pendant plusieurs années, elle faisait cuire et préparait elle-même tous ses alimens. Il est de fait que la cuisine d'une personne affectée de gastrite n'est pas propre à faire briller le talent d'un cordon bleu, et il m'est arrivé plus d'une fois d'obtenir l'aveu de quelques-uns de ces artistes émérites, qu'ils préféraient quitter leur place que de consentir à laisser manger à leurs maîtres, ou à leurs maîtresses, *de la ripopée de ma façon.*

Les choses dont les personnes affectées de gastrite doivent s'abstenir absolument sont : les liqueurs alkooliques, le vin pur, le thé, le café noir, les acides, les choux, l'oseille, les artichauts, les grenailles sèches et surtout les haricots, le lard, les viandes fumées, truffées, épicées, les ragoûts, les sauces d'un goût élevé, les substances conservées dans le sucre ou dans le sel, les eaux conservées dans des conduits ou réservoirs de plomb, le fromage fermenté, les pâtisseries lourdes, les confiseries.

DEUXIÈME DEGRÉ.

J'ai fait l'énumération de tout ce que peut manger une personne affectée de gastrite à un degré léger; mais dans cette nomenclature il y a beaucoup de choses qui conviendraient également à celles qui sont malades à un degré plus intense, les végétaux, par exemple, le lait, les œufs frais, etc.; mais il peut arriver que la susceptibilité de l'estomac soit telle, que la digestion de quoi que ce soit fût très pénible et très laborieuse; c'est alors qu'il faut temporiser; c'est ici le cas de recommander l'usage du lait presque exclusivement.

Si la chaleur de l'estomac est trop vive, si les sucs acides sont en excès, le lait introduit dans les voies digestives s'y décompose promptement et produit, au lieu d'une digestion homogène, du coagulum ou caillé et du serum ou petit lait avec excès d'acide; le malade est promptement averti de ce phénomène par les renvois acides qu'il éprouve et le sentiment d'âcreté qu'il ressent dans l'estomac : il faut alors s'en abstenir.

Si le lait digère bien, il peut, à lui seul, fournir en grande partie l'alimentation d'un malade; on peut ensuite le rendre plus nourrissant en y ajoutant un peu de fécule, de semoule, de vermicelle, de sa-

gou, de tapokia, de pain même ou de légers échaudés émiettés dans le lait : il faut alors réitérer la
dose alimentaire aussi souvent que le besoin s'en
fait sentir.

A défaut du lait, ou conjointement avec lui, on
peut nourrir le malade avec des potages faits avec
les substances que je viens d'énumérer, préparées
au beurre; une excellente chose est une soupe ou
panade bien mitonnée, faite avec des biscottes de
Bruxelles, ou de pain Gréssini, ou simplement de la
croûte de bon pain, de l'eau, du bon beurre frais
bien fin, et un peu de sucre ou de miel; ce potage
est un véritable cataplasme qui, introduit dans l'estomac, le nourrit et calme ses douleurs.

J'ai fait nourrir une dame, qui était arrivée au
degré le plus éminent de gastrite grave, avec des
purées demi-liquides de légumes faites sans sel et
sans beurre, et dans lesquelles la pomme de terre
entrait pour beaucoup; peu à peu on y mit un peu
de beurre, puis du sucre; puis, on y mêla un peu
de chair de poisson; bientôt elle mangea de l'é-
chaudé, puis du pain; et enfin, aidée de l'action des
médicamens spéciaux, cette dame (1), qui était ré-

---

(1) Madame Destrem, rue du Bac. La guérison de cette dame
étonna bien toute sa famille qui la croyait sans ressource et fit
bien grand plaisir à madame Brenot, sa sœur, passage Pecquet,

duite à un tel état de faiblesse qu'elle éprouvait presque chaque jour plusieurs syncopes dont une seule pouvait être mortelle, qui ne se soutenait qu'à l'aide de quelques cuillerées d'eau gommée mêlée à très peu de lait, cette dame, dis-je, est revenue à la vie com une lampe à laquelle on fournirait une huile vivifiante, et, depuis plus de six ans que sa guérison a eu lieu, elle n'a eu aucune rechute et a mis au monde deux enfans dont je l'ai accouchée.

Les purées, les soupes aux légumes, les potages au lait ou au beurre, le bouillon de grenouilles et leur chair, la chair de poisson frais, particulièrement le merlan, soit sans pain, soit avec de l'échaudé, ou avec un peu de pain de gruau, suivant l'état de l'estomac, la marmelade de chair de potiron faite avec du beurre et du sucre, le plat d'entremets, dit œufs au lait, *sans aromates*; le miel dans la boisson, l'eau gommée et sucrée, tiède en hiver; tel est le cercle alimentaire dont il ne faut pas s'écarter pour le régime des malades affectés de gastrite ou de digestalgie grave. Souvent un malade, avant d'être entièrement guéri, éprouve plus d'une vicissitude, et passe du premier au deuxième degré comme du deuxième il revient au premier; le régime alors doit également suivre dans ses limites celles qui

---

dans la rue des Blancs-Manteaux, à la prière de laquelle j'avais consenti à me charger de la malade.

caractérisent les phases de la maladie : je le répète, point de régime, point de guérison !

C'est particulièrement pour les personnes affectées de digestalgie à un grave degré que le sirop sédatif a été composé; son effet est quelquefois miraculeux; lorsque l'irritation de l'estomac est extrême, je prescris une cuillerée à bouche de ce sirop le matin à jeun et une le soir à l'heure du coucher; indépendamment de ces deux cuillerées je prescris habituellement deux cuillerées à chaque repas du jour, dont une avant de commencer à manger et l'autre immédiatement en finissant; les pilules qui ont aussi une action si puissante ne remplacent le sirop que lorsque l'estomac a perdu de son extrême irritabilité (voir aux observations pour les cas deguérison).

Je ne terminerai pas ce chapitre sans faire une recommandation bien utile aux malades, c'est d'avoir soin de varier, autant qu'il sera possible sans sortir du cercle tracé, soit par la préparation, soit par le choix, les substances alimentaires. Rien ne rebute plus les malades comme de manger toujours la même chose, et sous ce rapport les personnes affectées de gastrite sont doublement malheureuses; mais on peut varier l'alimentation en donnant chaque jour quelques mets différens, soit par leur forme, soit par leur espèce, soit par leur assaisonnement.

HYGIÈNE (ART DE CONSERVER LA SANTÉ).

L'hygiène fait essentiellement partie du traitement des maladies et particulièrement de la digestalgie ; celle que j'indique dans mon traitement consiste à tenir le corps dans un grand état de propreté,
à l'aide de bains fréquemment répétés, chauds ou
froids, simples ou composés, suivant les circonstances de la maladie et aussi la saison ; à favoriser la
circulation du sang, hâter le mouvement des fluides
et exciter la vitalité musculaire au moyen de l'exercice modéré du corps et des frictions cutanées ; à
recommander aux malades de ne pas mettre de trop
longs intervalles entre leurs repas, et surtout à prendre le plus grand soin de combattre, par tous les
moyens possibles, l'espèce d'engourdissement et de
disposition au sommeil qui les obsède souvent après
avoir mangé ; à cet effet, de ne jamais se livrer à un
travail contentif après les repas ; de ne point lire
ou écrire, mais de se promener, de s'agiter par un
exercice quelconque pendant une heure si cela est
possible, mais au moins pendant une demi-heure ;
de ne point se coucher aussitôt après avoir mangé,
à moins qu'il n'y ait un grand état de faiblesse ; de
changer souvent de linge et de vêtemens, de se promener au grand air et surtout au soleil ; le soleil est

le père de la vie; il est important de ne point habiter des lieux bas et humides, et surtout pour rien au monde un logement exposé au nord ; il vaudrait mille fois mieux bivouaquer en plein champ, abrité par une simple natte de paille, que de coucher dans un local exposé aux vents du nord.

DEUXIÈME PARTIE.

AFFECTIONS NERVEUSES.

Au risque de me faire anathématiser par ceux qui regardent tout ce qui a rapport au magnétisme comme une erreur ou une jonglerie, je ne puis me refuser au plaisir de donner place ici à l'extrait d'un travail assez considérable que je fis en 1824 pour l'*Encyclopédie moderne*, dont j'étais un des rédacteurs. Ce sera une préface toute faite pour ce que j'ai à dire sur les affections nerveuses; je ferai suivre cet extrait de quelques observations qui me sont propres et qui ont bien modifié mon opinion sur un sujet digne de l'étude de tous les hommes consciencieux (1).

« Les phénomènes qui caractérisent le somnambulisme sont si singuliers qu'ils ont toujours frappé d'étonnement ceux qui en ont été les témoins; il n'est donc pas étonnant qu'ils aient donné lieu à des contes absurdes qui tous ont trouvé crédit parmi le peuple: nous ne décrirons point les

(1) Dans un ouvrage qui est en grande partie rédigé, je me propose de traiter de question du magnétisme animal sous le point de vue médical et physiologique.

symptômes qui signalent cette affection et dans laquelle on reconnait une combinaison singulière de la mémoire des sens à moitié éveillés, avec l'imagination, qui prête à tout cela une lumière fugace et cependant fixe à l'égard de certains objets. Chacun sait de quoi sont capables ceux qui sont affectés de cette maladie, qui tourmente principalement la jeunesse, et particulièrement les hommes ; on sait aussi qu'une surveillance active et prudente, des bains, un régime rafraîchissant, de l'exercice, de la dissipation, quelquefois la saignée, suivant la disposition du sujet, sont les seuls moyens à employer contre une affection que l'âge ne manque jamais de guérir.

» Mais il est une autre espèce de somnambulisme tirée de l'influence qu'on attribue à certain fluide animal répandu chez tous les individus à des doses et sous des rapports différens, c'est de celle-là dont nous allons particulièrement nous occuper.

» Dès la plus haute antiquité on a cherché la guérison des maladies dans l'usage des choses surnaturelles; le ciel et l'enfer, tour à tour invoqués par ceux qui s'en attribuaient le pouvoir, devenaient à leur gré la source des maux ou des remèdes, l'objet de la crainte ou de la reconnaissances des hommes ; il y a dans l'esprit de la plupart d'entre nous un sentiment secret d'orgueil ou de faiblesse qui

nous porte aisément à croire qu'il existe quelque connexité entre notre individu et les objets qui sont hors
de la portée de nos sens; de là cette merveilleuse facilité toujours trouvée par ceux qui ont bien connu
cette disposition de l'esprit humain pour établir et
propager des erreurs qui, profitables à leurs auteurs
seuls, ont singulièrement retardé le progrès des
sciences et de la vérité. « Personne ne doute, dit
» Pline, que la magie ne soit née de la médecine,
» et qu'en réunissant ce que la religion a de splen-
» deur et d'autorité pour captiver le genre humain
» et l'astrologie judiciaire de merveilleux, elle ne
» se soit insinuée dans les esprits sous prétexte de
» donner des remèdes plus efficaces que les remèdes
» ordinaires. » Les astres, les métaux, les plantes,
les animaux, sont devenus successivement, et
quelquefois ensemble, l'objet des recherches et
des expériences sur les moyens de guérir les maladies dont, faute de connaissances anatomiques,
on ne pouvait connaître le siége, et encore moins
la médication. A défaut d'instrumens de chirurgie,
et par l'effet de la même ignorance, on appliquait
des emplâtres enchantés qui avaient la propriété
d'attirer au dehors les projectiles de guerre; des
armes charmées faisaient des blessures inguérissa-
bles ou qui ne pouvaient l'être que par l'effet
d'un pouvoir supérieur à celui qui avait causé le

mal, etc., etc. Plus tard, et à diverses époques, parurent des hommes qui prétendirent avoir le pouvoir de guérir toutes les maladies par le seul effet de leur volonté, d'autres par quelques pratiques particulières, comme le toucher, l'imposition des mains, beaucoup de ces guérisseurs ont eu de grands succès et une vogue extraordinaire ; Gassner, un de ceux dont l'histoire nous a conservé les pratiques, touchait la partie affectée en lui faisant éprouver une sorte de magnétisme. « On le voyait frotter vivement sa ceinture, toucher ensuite et frotter vivement la tête et la nuque du malade. » Valentin Greatrakes, fameux thaumaturge qui fut célèbre en Irlande et en Angleterre, guérissait les malades par l'effet du toucher. Ces hommes ne songeaient point à ériger en doctrine ce qu'ils considéraient comme une faculté qui leur était personnelle, et longtemps les peuples crurent que des hommes, aimés de Dieu, avaient reçu de lui le don de guérir les maux invétérés rebelles à la médecine. Mesmer chercha à réunir en théorie ce qui avait paru avant lui sur ce sujet ; il l'entoura de tous les moyens capables de produire des sensations sur les individus dont l'organisation nerveuse devait à leur insu lui servir d'auxiliaire ; l'aimant fut un de ses principaux agens ; déjà depuis longtemps l'effet magnétique de ce minéral et des substances qui partagent sa propriété avait fixé l'attention des chimistes et des physiciens; on l'avait employé en médecine, et des succès divers avaient signalé ses effets; mais l'usage en était à peu près abandonné. Le baquet de Mesmer, mélange de plusieurs métaux à l'état d'oxidation, dont une tige, semblable à un conducteur électrique, était dirigée sur les malades auxquels, dans quelques cas, on faisait former la chaîne *en se tenant par les mains*, produisit sans doute quelques effets réels dus à une sorte de courant galvanique imparfait, et peut-être s'en manqua-t-il de bien peu qu'on ne découvrît dès ce moment l'électricité formée du contact des métaux; ajoutant à cela un langage mystique et une confiance affectée dans un certain sens intérieur qui n'était rien autre que le fluide des magnétiseurs actuels, Mesmer produisit des effets qui sont plus faciles à concevoir qu'à expliquer; son histoire est trop connue pour que nous en entretenions longtemps nos lecteurs, et Mesmer charlatan, jongleur ou philosophe, est un personnage dont le procès sera longtemps lié à celui du magnétisme animal, objet actuel des sarcasmes ou des méditations de bien des gens.

» Les belles expériences sur l'électricité physique, le perfectionnement des machines, la découverte si étonnante du galvanisme, tout en éclairant les esprits, les remplirent de nouvelles incertitudes. Certes quand on est témoin des effets si énergiques des piles galvaniques, quand on examine leur action sur les mouvemens musculaires des animaux, quand on voit un barreau de métal rougir, fondre, et même s'évaporer par l'effet du courant inaperçu d'une forte cuve dans laquelle on ne remarque pendant le phénomène aucun changement physique, aucun trouble, aucune opération que les sens puissent apprécier, on peut bien penser que la nature a des ressorts, une puissance, une combinaison d'action dont les effets et les causes nous seront longtemps peut-être inconnus; un fluide propre à certaine classe d'animaux ne serait pas une supposition tout-à-fait absurde dans l'état actuel de la science, et les découvertes modernes, loin de faire rejeter l'espoir d'en faire de nouvelles, doivent au contraire le fortifier. Mais quelle est la nature de ce fluide? où prend-il sa source? Fait-il partie d'un fluide universel répandu dans toute la nature? est-il propre à l'homme? chaque animal a-t-il le sien? Le fluide nerveux dont les uns ont nié, d'autres admis l'existence, participe-t-il de la même nature? l'homme est-il une machine électro-galvanique organisée dont le foyer vital, établi dans le cerveau, transmet à toutes ses parties la vie et la sensibilité? Notre âge n'est peut-être pas destiné à voir résoudre ces questions ; l'homme sage ne rejette rien, il doute jusqu'à ce que la vérité l'éclaire.

» L'influence de certains hommes sur leurs semblables, l'ascendant irrésistible qui leur donne une sorte d'empire sur tout ce qui les environne, l'effet des passions, les émotions profondes, les désirs ardens excités en nous par les impressions que nous transmettent les sens et que nous pouvons à notre tour transmettre à d'autres individus, la puissance de la parole, celle du regard, celle plus énergique du toucher, tout cela fait naître en nous, quand on y réfléchit bien, une disposition à croire qu'il y a quelque chose de plus dans notre organisation qu'un simple arrangement mécanique de fluides et de solides. Mais sans nous élever à des considérations dont la solution a exercé en vain des hommes d'un génie supérieur, envisageons simplement ce qui se passe journellement en nous et autour de nous : l'amant ne se contente pas de voir, de parler à la femme qu'il aime, il veut presser sa main, est-ce donc *pour se mettre en rapport avec elle* (1)? Une partie quelconque du vêtement d'un objet aimé, un ruban, une boucle de cheveux, cachée comme un

---

(1) Expression employée pour désigner l'union momentanée par effet magnétique entre deux personnes.

tālisman, pressée contre le cœur, porte dans l'ame
l'émotion la plus douce et souvent la plus dange-
reuse ; l'homme suppliant, l'être faible qui demande secours, cherchent à presser les mains de
celui qu'ils veulent attendrir, à toucher au moins
ses habits ; et ces attouchemens, ces sortes d'impressions *magnétiques* disposent l'ame la plus dure
à écouter la prière ; quelque fluide se communique-
t-il donc par le contact? L'homme furieux ferme les
poings, serre les lèvres, son corps est dans un état
de contraction génératrice qui double, qui quin-
tuple sa force musculaire ; est-ce donc pour accu-
muler son fluide qu'il fait ainsi de tout son corps
une machine de concentration dont l'explosion ou
la *décharge* aura pour effet le meurtre d'un ennemi,
un acte de désespoir, ou quelque résolution em-
preinte de colère et de fureur? Voyez au contraire cet
homme pusillanime qui fuit le danger, ou qui est
frappé de terreur à l'aspect d'un péril que d'autres
que lui pourraient aisément braver ; ses mains sont
étendues, ses genoux sont à demi fléchis, ses muscles
sont dans un état de relâchement et de faiblesse
générale ; et si l'on osait le comparer à une machine électrique, on dirait que ses doigts, et jusqu'à ses cheveux, sont autant de pointes qui lais-
sent écouler trop rapidement le peu de fluide que
contient son individu.

» De ces deux hommes l'un a-t-il du fluide èn excès, l'autre est-il dans un état négatif?

» Ce ne sont pas ces idées très brièvement consi-
gnées ici qui conduisent les hommes qui de nos
jours cherchent à réveiller le magnétisme; un système général basé sur des observations philoso-
phiques tendant à conduire à la découverte de
quelques-uns des secrets que nous cache encore la
nature les séduit moins que la spécialité d'une doctrine dont la mise en pratique n'est pas sans avantage pour eux; c'est au somnambulisme seul que
se rapporte aujourd'hui une série d'expériences
dans lesquelles on s'efforce inutilement à mettre en relief des phénomènes, plus tard exploités
par des charlatans, et qui d'ailleurs sont d'une
bien petite importance pour la science et pour
la vérité.

» Un homme est doué d'une force magnétique
éprouvée; il est soutenu par une grande confiance
dans sa doctrine et dans son influence sur les individus qui l'approchent; on lui amène un malade ou
une personne propre à subir les effets de cette influence; il se met en rapport avec elle en équili-
brant la chaleur animale par quelques attouchemens, l'impression des mains, par exemple;
ensuite il parcourt diverses lignes du corps, porte
les mains à la tête, à l'estomac, et bientôt l'indi-

vidu magnétisé s'endort profondément. Les maîtres de l'art font moins de cérémonies ; forts de leur vigoureuse influence, il leur suffit d'étendre la main sur le patient *avec une ferme volonté;* d'autres promènent leurs mains à distance sur les lignes de la tête et sur celles de la figure ; d'autres fixent seulement un doigt sur le front du malade; si le fluide n'opère pas l'effet somnambulique, ce qui arrive assez souvent, surtout quand on magnétise *au hasard,* on en accuse ordinairement l'organisation sensitive du sujet. Le somnambule conserve l'usage intérieur de ses facultés intellectuelles, du moi sensitif, et cependant il dort physiquement pour lui comme pour tous les assistans, excepté cependant pour son magnétiseur ; il n'aura à son réveil aucune connaissance de ce qu'il aura dit ; il parle : le grand livre de la nature est ouvert à ses yeux (aux yeux de son ame), il lit quelquefois dans un livre fermé, il voit à travers une porte, sait ce qui se passe à de grandes distances, décrit son mal s'il est malade, ou celui des autres si on l'interroge sur leurs maux; indique la plante salutaire, le lieu où elle se trouve, l'usage qu'on doit en faire; devine la pensée de celui qui l'interroge; prédit l'heure de son réveil, etc., etc. Les enthousiastes crient au miracle, les incrédules rient, et l'homme sensé et consciencieux réfléchit. Des curieux, des médecins, des hommes instruits, s'occupent exclusivement de magnétisme; on ne peut les supposer tous de mauvaise foi; mais d'un autre côté combien de jongleurs, de fripons ont exploité et exploitent encore à l'aide de ce moyen la crédulité publique! On trouvera toujours des gens de bonne volonté pour gagner de l'argent en dormant, d'autres qui en donneront volontiers pour dormir tout éveillés et qui semblent se présenter avec une sorte d'empressement au devant de tous les piéges que l'on tend à leur crédulité.

» En résumé, s'il y a quelque chose de vrai dans le magnétisme animal on ne peut espérer de le trouver qu'à l'aide des expériences soigneusement étudiées; cette théorie aura sans doute pour préliminaires la connaissance et l'examen du système général de l'influence que les corps exercent les uns sur les autres; influence qui, peut-être, s'augmente sous l'empire de certaines conditions que nous ne connaissons pas; c'est ainsi qu'il faudra procéder et non par la spécialité du somnambulisme. Quelques faits récemment observés ont causé de l'étonnement à beaucoup de praticiens; on doit rapporter ces faits à l'excitation nerveuse provoquée par l'imagination; peut-être, au reste, les magnétiseurs auront-ils été utiles à la médecine comme les alchimistes l'ont été à la chimie en mettant sur la voie de quelque découverte importante; peut-être qu'un nouveau Galvani découvrira le fluide animal et le rendra sensible par l'expérience. Mais nous pensons qu'on est encore loin de ce moment, et nous pensons surtout que ce n'est pas en exploitant le magnétisme, en s'en faisant un état et un moyen de réputation, mais en multipliant les expériences sous les yeux de savans désintéressés dans la cause, en provoquant l'attention des hommes probes et instruits, que l'on parviendra à décider s'il y a réellement quelque pas de fait vers une découverte utile ou si tout ce que nous savons du magnétisme et du somnambulisme n'est qu'erreur et mensonge. »

C'est ainsi que je m'exprimais en 1824; alors je n'avais pas encore eu occasion d'expérimenter des faits magnétiques. Amant passionné de la science, je cherchais avec ardeur les occasions d'étude qui se présentaient à moi; mais imbu du matérialisme des écoles je ne voyais rien au delà des lois physiques de l'organisation humaine; je croyais alors que toute médecine résidait dans la pharmacie; je savais le corps humain pour en avoir suivi de mon scalpel les fibres les plus déliées, mais j'ignorais s'il existait pour lui autre chose que l'arrangement anatomique de ses parties. Jeune encore dans la pratique médicale, l'influence de la sensibilité nerveuse sur les maladies, sur le tempérament des hommes et sur tous les actes de la vie était pour moi dans l'obscurité du chaos; l'âge, la pratique et l'observation m'ont appris depuis sur ce sujet ce qu'on chercherait en vain dans les livres et ce qui ne peut guère se transmettre alors qu'on l'a appris. Pour ne parler ici que des affections nerveuses, comment définir une maladie qui ressemble à toutes sans être une seule d'elles, qui revêt toutes les formes, qui met un individu en apparence à deux doigts de la mort, puis le laisse un instant après parfaitement dispos; une maladie qui provoque des souffrances physiques et trop réelles, sans que la plupart du temps aucun caractère extérieur la fasse connaître à ceux qui doutent de son existence, et en sont quelquefois les uniques causes; une maladie enfin qui a son siége *partout* et *nulle part*, qui fatigue et détruit la vie intellectuelle plus encore que la vie physique? Ici c'est une femme que la voix grondeuse de son mari trouble et désespère, et qui à son tour le poursuit et le flagelle de ses injustes soupçons; là c'est une jeune fille, dérobant ses pleurs à ceux qui lui sont chers : elle souffre et languit sans se plaindre; plus loin c'est un homme qui de patient et joyeux devient irritable et chagrin, il s'emporte, il accuse les siens d'injustice et de persécution, et dédaignant de se plaindre, use sa vie dans un tourment dont rien ne peut adoucir l'amertume.

L'âge, le sexe, le tempérament, la position sociale, l'éducation, sont autant de circonstances qui modifient à l'infini les affections nerveuses et leur donnent une physionomie différente pour chacune. Mais elles sont faciles à deviner, à comprendre pour celui qui s'est donné la peine de les étudier, disons le mot, pour celui qui en a fait à ses dépens la cruelle expérience. Décrire séparément tous les caractères que peuvent tour à tour revêtir ces funestes affections, ce serait entreprendre l'histoire de toutes les maladies humaines; que de fois il m'est arrivé dans le secret de mon cabinet de voir des pleurs couler lorsque je posais le doigt sur la véritable cause d'un mal que la médecine n'avait pu guérir, de ce mal sans nom dont le remède ne se trouve pas dans les fioles des apothicaires; que de fois aussi suis-je parvenu à consoler des êtres souffrans en leur expliquant la nature de leur mal, les moyens d'y résister, l'antidote qu'il convenait d'y opposer, et surtout en leur faisant voir de plus grands maux que les leurs, vaincus par la constance, la résignation, et cette religieuse philosophie qui a été donnée à l'homme comme contrepoids aux amertumes de la vie!

L'art ne peut-il absolument rien pour les affections nerveuses? il serait trop douloureux de le croire, et Dieu merci nous n'en sommes pas réduits à cet excès de pauvreté; oui, nous pouvons quelque chose; car si le véritable remède d'une affection nerveuse est dans la cause même qui l'a provoquée, il n'en est pas moins vrai qu'une trop grande excitabilité des nerfs est le point de départ des désordres qui se reconnaissent dans la plupart des cas; c'est donc à calmer, puis à diminuer cette trop grande excitabilité, que le médecin doit surtout s'attacher; dans ces circonstances le sirop sédatif de ma formule, convenablement administré et combiné avec quelques autres moyens, se montre bien supérieur à toutes les préparations officinales connues jusqu'à ce jour.

Quelle médecine pourrait se comparer dans ces sortes de cas à l'action du fluide magnétique si l'art pouvait jamais parvenir à en préciser les effets, à en indiquer l'usage et les moyens; quelle médecine que celle qui se trouve dans tous les individus, qui se transmet par le seul fait du désir de soulager son semblable, qui ne fatigue aucun organe et semble être le principe de vie lui-même répandu par la Providence sur toute la nature! Ah! les médecins sont bien coupables de ne pas chercher soigneusement par l'étude et l'expérience à démêler la vérité au milieu de ce chaos d'erreurs et de mensonge, et les magnétiseurs, je dis les magnétiseurs éclairés et de bonne foi, sont bien aveugles de ne pas comprendre qu'en ravalant les faits magnétiques à des séances de physique amusante, ils ne cessent de donner gain de cause à leurs ennemis. Au lieu de donner occasion à leurs détracteurs de sourire en s'obstinant à traiter des affections organiques avec le secours des conseils et des prévisions d'une somnambule, que les magnétiseurs appliquent le magnétisme *directement*, avec foi et volonté ; qu'ils l'appliquent surtout à ces affections si variées qui reconnaissent pour cause le dérangement, l'affaissement, ou la surexcitation du système nerveux, le succès répondra bientôt de lui-même à tous ceux qui glosent de tout sans savoir et préfèrent nier ce qu'ils ne comprennent pas que de l'étudier avec conscience. (*Voir aux observations.*)

TROISIÈME PARTIE.

DES AFFECTIONS CHRONIQUES DES VISCÈRES.

Tout s'enchaîne et se lie dans l'organisation admirable de l'homme, et bien qu'on reconnaisse des viscères propres à chaque fonction spéciale, aucun de es viscères ne peut fonctionner isolément puisqu'il est influencé par le travail de tous les autres, et qu'à son tour il les influence lui-même.

Il n'y a donc point de paradoxe à dire que la moindre perturbation dans les fonctions digestives amène le trouble et le désordre dans toutes les autres ; cela est surtout rigoureusement vrai pour les viscères contenus dans la capacité de l'abdomen ; on comprend aisément que le travail compliqué de la digestion ne peut se faire parfaitement et intégralement si chaque organe, et qui plus est chaque viscère qui concourt à son œuvre, ne jouit librement de toute l'intégrité de ses fonctions; que le foie soit malade, la sécrétion de la bile est interrompue ou viciée, la digestion en souffre; il en est de même pour le pancréas, pour la rate, etc., etc.; les viscères même qui n'ont pour fonctions apparentes que de séparer, expulser les fluides ou solides excrémentiels ne peuvent être malades sans que l'appareil digestif en souffre plus ou moins; si les reins qui distillent l'urine, si la vessie qui la reçoit, si les canaux qui lui livrent passage sont empêchés, gênés dans leurs fonctions, il y a trouble, embarras, douleurs, et par suite perversion de toutes les fonctions qui précèdent l'acte de défécation. Si la digestion se fait mal elle produit de mauvais chyle; les sucs réparateurs ne distribuent plus le baume de vie dans toutes les parties de notre individu et la machine ne tarde pas à se détraquer.

On peut donc dire avec vérité que la digestion est la base de l'équilibre de la santé humaine et que souvent on se trompe en ne voyant dans l'affection d'un organe, en apparence sans connexité avec les voies digestives, qu'un fait isolé; il m'est arrivé plus d'une fois de répondre à des demandes de consultations pour des affections chroniques du cœur, des poumons, etc., etc., par des questions propres à m'éclairer sur l'état des organes de la digestion, et de découvrir par les réponses que ce que l'on prenait pour une affection *essentielle* ou *organique* de tel ou tel viscère ne provenait que de l'altération des fonctions digestives.

Mais bien souvent aussi il m'arrive de découvrir que tout le désordre dont on se plaint tient à une affection nerveuse soit générale soit locale; la gastrite, par exemple, offre fréquemment ce caractère particulier: une personne peut à peine digérer la substance la plus légère, sa tristesse est extrême, elle repousse souvent avec amertume les consolations, les encouragemens de ses proches; vient une circonstance qui oblige cette personne à faire un peu violence à ses dispositions, la venue d'un ami, d'un parent, une invitation amicale repoussée d'abord, puis acceptée; on sort, on se promène, les idées s'éclaircissent, le courage revient et avec lui un peu de gaieté; on dîne, on mange plusieurs choses avec appréhension d'abord, puis on se laisse aller à la sollicitation générale et l'on est tout étonné de digérer sans difficulté des alimens depuis longtemps exclus du régime ordinaire. La gastrite se montre ainsi presque toujours avec sa physionomie nerveuse, et les indifférens ou ceux qui ne peuvent rien comprendre à de semblables choses ne manqueront pas de dire :« Avez-vous vu comme madame une telle a bien dîné; je vous assure qu'elle n'est pas aussi malade qu'on le dit. »

A l'époque où ma pauvre femme souffrait le plus d'une gastrite qui la faisait languir depuis dix ans, et contre laquelle je n'avais à opposer alors que ce que tout médecin aurait pu faire en pareil cas, *le régime, les sangsues, l'eau gommée,* je me déterminai à tenter l'essai d'un petit voyage. Nous partîmes avec une petite provision de lait tenu chaud dans la voiture entre des flanelles, plus quelques échaudés, seule nourriture que pût supporter ma chère malade ; elle était si faible que mes amis m'assuraient que je ne ferais pas dix lieues sans être contraint de m'arrêter . A Rouen, où j'arrivai sans encombre, ma femme mangeait du potage ; au Hâvre elle se promenait sur la jetée, mangeait du pain, du poisson ; le reste du voyage fut de plus en plus heureux, et si mes occupations m'eussent permis de prolonger mon absence deux ou trois mois, peut-être aurais-je ramené ma femme tout-à-fait guérie ; malheureusement il fallut revenir à Paris et nous y retrouvâmes nos maux. C'est alors que je travaillai avec plus d'ardeur que jamais à trouver les heureuses combinaisons de médicamens dont enfin j'obtins le succès le plus complet et le plus assuré ; car il y a, grâce au ciel, huit ans que la santé de ma femme est parfaite.

Mais je l'ai dit dans l'avertissement qui précède cet ouvrage : « Il faut pour obtenir leur guérison (les affections chroniques des viscères) une patience, une persévérance que ne peuvent avoir les médecins que réclame à chaque instant le combat vif et prompt des maladies aiguës. » Oui, je le dis hautement et avec conviction : il faut pour l'étude des maladies chroniques une disposition toute spéciale, un tact particulier, une persévérance de réflexion qu'il n'est pas donné à tout homme d'avoir; c'est tout bonnement une faculté innée dont il n'y a point à se glorifier, mais dont il faut savoir profiter. Il m'arrive bien souvent de demeurer plusieurs heures à méditer sur la lecture attentive d'une lettre que m'écrit un malade, avant de me former une opinion précise sur sa maladie, et sur les moyens que je me propose d'y opposer; quelquefois même j'écris pour demander un supplément d'instruction; à ce sujet je dois dire que souvent les malades m'ont consulté d'après l'aveu et avec le concours de leur médecin ordinaire, et que ces médecins, comprenant bien tout ce que nos fonctions ont de noble et d'élevé dans le but que nous nous proposons avant tout, le soulagement de l'humanité, ont contribué à m'éclairer en m'envoyant le détail de la maladie et celui des moyens qu'ils avaient employés avec plus ou moins de succès. Cette conduite est véritablement digne d'éloge; c'est d'ailleurs ce que nous faisons nousmême à Paris où il nous arrive fréquemment d'appeler auprès de nos malades ceux de nos confrères connus par une spécialité (1); mais rien

---

(1) Quoi qu'on puisse dire sur les spécialités, il n'en sera pas moins toujours vrai que l'on appellera de préférence, pour un cas *spécial*, l'homme qui se fait connaître par des travaux habituels sur la matière; tous les chirurgiens opèrent la taille, et il y a des

au monde n'est préférable au récit du malade lui-même qui, n'étant influencé par aucune opinion médicale, décrit tout simplement ce qu'il éprouve sans le faire rapporter à tel ou tel symptôme, et comme il ne peut se tromper sur la nature de ses souffrances, il est plus à même que personne d'en préciser le siège et la valeur ; aussi je ne cesse de recommander aux personnes qui me consultent de me fournir tous les détails qu'il leur est possible de me donner, même les plus minutieux; dans les choses en apparence indifférentes, je trouve quelquefois un trait qui m'éclaire; j'ai de la patience, soit que j'écoute, soit que je lise ; sans cela je n'aurais pas entrepris la tâche pénible de me livrer spécialement au traitement et à l'étude des maladies chroniques.

---

hommes *spéciaux* pour cette opération, d'autres pour la *lithotritie, le broiement, les maladies du rectum et de la vessie, de la matrice,* etc., etc. Tous les médecins soignent et savent soigner les enfans; pourquoi donc appelle-t-on de préférence en consultation MM. Guersant, Baron ? c'est qu'on leur reconnaît *une spécialité* d'étude et de pratique pour les maladies des enfans ; cela est incontestable et sera de tous les temps.

QUATRIÈME PARTIE.

DE LA CONNAISSANCE DES MALADIES PAR L'ÉTUDE
DES TEMPÉRAMENS.

Si l'on a bien voulu faire quelque attention à ce que j'ai dit de l'influence des évacuations naturelles sur la santé et sur le moral des individus, on a pu voir que j'attache une grande importance à la distinction qui existe entre les tempéramens divers qui distinguent l'espèce humaine. Cette distinction est en effet d'une grande valeur pour asseoir un jugement sur les causes prédisposantes des maladies et sur le traitement que l'on doit leur opposer; aussi je ne néglige rien de ce qui peut m'éclairer sur ce sujet lorsque je me trouve appelé à donner une consultation.

On reconnait quatre principales divisions dans les tempéramens humains qui sont :

Le sanguin ;

Le lymphatique ;

Le bilieux ;

Le nerveux.

Mais nous devons dire qu'à l'exception peut-être

du tempérament bilieux, qui presque toujours à un caractère net et tranché, il se rencontre rarement un individu qui ne présente, avec le type dominant qui lui est propre, une combinaison avec l'un des deux autres; cela tient sans doute au résultat du croisement fréquent qui s'opère entre des tempéramens différens l'un de l'autre. Tant de circonstances sont à considérer dans la grande affaire du mariage, je dis *grande* pour ceux qui les considèrent encore comme telles, il est si difficile quelquefois de marier ses enfans, et on saisit avec tant d'avidité la première occasion qui se présente, qu'il est peu probable que l'on tiendra compte le moins du monde des rapports de *caractère, de tempérament, de santé,* voire même *d'éducation et d'habitudes de la vie* de ceux dont pourtant il va être question d'engager l'avenir tout entier (1). A un colosse il écherra une petite et mignonne femme qu'il mettrait presque dans sa botte; par contre une grande et forte femme aura un petit homme; l'un des futurs a eu des écrouelles, il en porte visiblement

---

(1) Aussi les cours d'assises se chargent-elles tous les jours de nous montrer les beaux résultats de ces unions *bâclées* en huit jours, de ces mariages d'affaires négociés comme des effets de commerce dont souvent ils sont la représentation ou la garantie, et pour la conclusion desquels la chose dont on s'occupe le moins est la convenance ou le futur bonheur des époux.

les stigmates; mais des amis complaisans assurent que les cicatrices qui vous frappent sont dues *à des brûlures anciennes*, et ceux qui ne demandent pas mieux d'être convaincus se contentent de cette raison. La jeune personne est contrefaite, elle a passé six années dans un établissement orthopédique où elle a été parfaitement *redressée*, ce qui ne l'empêche pas toutefois de porter un corset comme on en voit peu; mais il faut la marier et on trouve moyen de dissimuler le défaut de la taille, les couturières sont si habiles! Qu'arrive-t-il de tout cela? la petite femme meurt hectique après dix-huit mois de mariage ; des enfans scrofuleux, rachitiques, nés de l'union scrofuleuse, meurent en naissant, ou si par malheur ils vivent, traînent une misérable et douloureuse existence. La femme si bien *redressée* meurt en couches, sans pouvoir donner le jour à l'enfant qui lui arrache la vie ; voilà les conséquences de l'irréflexion avec laquelle on procède très communément au mariage des jeunes gens ; la raison voudrait que, prenant en considération les enfans à naître, on ne donnât pas une torture continuelle à la nature par des unions mal assorties ; il faudrait autant que possible croiser les espèces ; la génération y gagnerait beaucoup. Un homme très lymphatique épousant une femme également lymphatique donne naissance à des enfans exposés à mourir jeunes, ou à présenter dans leur jeunesse tous les inconvéniens du tempérament lymphatique en excès, tels que l'engorgement des glandes, la gourme, les affections catarrheuses, etc.; si les enfans échappent aux mauvaises chances qui environnent leur jeunesse et contractent eux-mêmes mariage dans de pareilles conditions de tempérament, les enfans qui naîtront d'eux seront à coup sûr scrofuleux, résultat inévitable du tempérament lymphatique dégénéré ; d'un autre côté si des tempéramens trop sanguins s'allient ensemble, et qu'à cela se joigne une forte organisation physique, il y aura tendance assurée à l'apoplexie. Mais à quoi bon m'occuper de toutes ces choses ? Personne, probablement, ne s'avisera de prendre pour règle les observations que je consigne ici, et l'on n'en continuera pas moins de faire des mariages à tort et à travers, sans consulter, comme je l'ai déjà dit, les convenances morales, non plus que celles de tempérament ou celles de constitution physique. Revenons donc à ce qui a plus directement rapport à notre sujet.

J'ai dit que quatre espèces de tempéramens se remarquaient dans la constitution humaine ; il faut indiquer les caractères propres à chacun d'eux.

	AU PHYSIQUE.	Peau fine et colorée, souvent un peu rude au toucher. — Cheveux châtains ou bruns. — Muscles développés. — Poitrine large. — Battemens du cœur véhémens.
SANGUIN. .	AU MORAL...	Tous les défauts et toutes les qualités inhérens à ce genre de tempérament. — Franc. — Généreux. — Actif, hardi par saccades. — Bouillant. — Colère prompte et vive. — Susceptible de fortes passions, souvent peu durables.

Les maladies qui sont l'apanage ordinaire de ce genre de tempérament sont les inflammations, soit partielles, soit générales, les congestions sanguines, les maladies organiques du cœur et des gros vaisseaux; les plaies fraîches, les blessures se cicatriseront aisément; les personnes qui ont ce tempérament auront ce que l'on appelle *une bonne charnure*; les fonctions digestives et les évacuations se feront assez bien.

Il ne faut pas trop faire la guerre au sang; car ôter de ce fluide vital, excepté dans le cas d'inflammation ou de congestion bien réelle, est une chose plutôt nuisible qu'utile; rien ne se remplace vîte comme le sang, et les personnes qui se font saigner à toute occasion n'y gagnent rien autre chose que la nécessité de se faire saigner plus souvent; la saignée est un moyen efficace de déplétion prompte et instantanée qu'il faut réserver pour les cas urgens; car alors, comme il y a maladie ou accident grave, la diète à laquelle on ne manque pas de soumettre le malade s'oppose à la trop prompte reproduction du sang, et le malade retire un véritable avantage de la saignée. Quelques sangsues posées à propos, la diminution des alimens ou leur choix parmi les substances moins succulentes, une boisson délayante bue avec assez d'abondance, l'abstinence de vin, de liqueurs alcoolisées, tels sont les moyens à l'aide desquels on devra combattre la turgescence sanguine.

LYMPHATIQUE

AU PHYSIQUE. — Peau blanche, douce au toucher. — Coloration médiocre. — Embonpoint assez marqué. — Cheveux blonds ou cendrés, doux et soyeux, quelquefois rouges. — Muscles peu développés. — Formes arrondies. — Poitrine plus épaisse que large. — Battemens du cœur doux et réguliers.

AU MORAL... — Relations douces. — Aversion pour tout ce qui nécessite une action vive et prompte. — Facile à intimider. — Disposé à la vie sédentaire. — Aimant le repos. — Susceptible d'affections durables et profondes.

Les maladies auxquelles ce tempérament dispose sont toutes celles qui naissent du peu d'action et d'activité des fluides. Stase de la lymphe, engorgement et ulcération des glandes, prédisposition aux tubercules pulmonaires, à l'infiltration du tissu cellulaire; les plaies et blessures cicatrisent difficilement; les évacuations sont généralement faciles et abondantes.

Les toniques conviennent aux personnes qui sont douées de ce genre de tempérament; le régime fortifiant, les viandes succulentes, le vin généreux, l'exercice au grand air, l'habitation à la campagne, l'insolation; il ne faut saigner sous aucun prétexte, les émissions sanguines étant toujours nuisibles aux personnes lymphatiques.

Ce tempérament, s'il est porté à un excès dominant, n'est pas fort heureux dans ses conséquences, mais il peut avec grand avantage se croiser soit avec le sanguin, soit avec le bilieux, dont il corrige la trop grande exclusivité.

BILIEUX.

AU PHYSIQUE. Peau brune ou tirant sur le jaune, souvent rude au toucher. — Embonpoint médiocre. — Souvent maigreur extrême. — Cheveux noirs ou foncés, durs, fortement implantés. — Muscles assez fortement dessinés. — Poitrine sèche, assez large, peu épaisse. — Battemens du cœur concentrés.

AU MORAL... Dispositition à la tristesse, à la défiance, à la jalousie. — Morosité. — Mélancolie. — Passions vives, ardentes et exaltées. — Volonté tenace et absolue. — Hardiesse et persistance dans les desseins. — Dissimulation grande. — Activité ou nonchalance extrême.

Les maladies qui sont la conséquence de ce tempérament sont les fièvres bilieuses, la jaunisse (l'ictère), les inflammations des viscères, les maladies du foie, de la rate, les obstructions, diverses mono-manies, l'hypocondrie.

Les évacuations sont généralement rares et irré-gulières.

Les purgatifs doux conviennent dans la plupart des cas; les laxatifs, les boissons rafraîchissantes, tempérantes, le régime doux, végétal, lacté, les bains domestiques gélatineux, les fruits; les saignées ne sont pas absolument nuisibles, mais il faut en user avec modération et plutôt par les sangsues que par la lancette.

C'est en partie pour les personnes qui sont sous l'influence de ce tempérament que j'ai composé la marmelade fondante végétale *dite de santé* dont les effets sur les intestins et sur les autres viscères du bas ventre sont si remarquables; la constipation la plus rebelle cède sans efforts à l'usage de cette mar-melade composée uniquement d'extraits de fleurs, de fruits et de plantes dépuratives; il n'existe point de purgatifs d'un effet aussi doux et d'un usage plus facile, ni plus agréable; les doses peuvent se graduer à volonté de manière à obtenir depuis une simple garderobe jusqu'à l'effet purgatif le plus complet; elle convient aux enfans, aux femmes, aux vieil-lards, aux personnes sédentaires et surtout à celles qui se livrent aux travaux de cabinet; elle débarrasse sans leur causer d'irritation l'estomac et les intestins des saburres et des humeurs âcres et viciées qui causent tant de désordres dans les voies digestives; les pilules fondantes composées pour le même objet sont préférables peut-être pour les personnes qui sont obligées de voyager en ce que leur forme permet de les porter sur soi : ces deux médicamens que j'emploie aussi dans le traitement de la gastrite, loin de fatiguer l'estomac, le fortifient et rendent son action plus facile.

NERVEUX..

AU PHYSIQUE.

Peau sèche et douce. — Blanche. — Quelquefois un peu jaune. — Coloration habituelle peu marquée. — Embonpoint médiocre. — Cheveux le plus souvent de couleur claire, bruns ou noirs par exception. — — Poitrine assez développée. — Muscles grêles, très dessinés chez les hommes, mais peu apparens chez les femmes. — Battemens du cœur vifs ou lents, souvent irréguliers, tumultueux, sous l'influence d'une impression morale.

AU MORAL...

Difficile à caractériser à cause de son extrême mobilité, offrant tour à tour, et sous des impressions diverses, les signes des autres tempéramens avec lesquels d'ailleurs il se combine très ordinairement. — Exaltation de l'ame et des sens. — Sensibilité morale. — Sensibilité physique (1). — Aimant avec plus d'ardeur que de constance.

---

(1) Il y a une très grande différence entre la sensibilité morale

C'est le plus heureux et le plus malheureux des tempéramens ; c'est celui qui possède le plus cette chaleur qui anime mais qui brûle, ce fluide vital qui vivifie mais qui tue; sans contrepoids et porté à l'excès, ce tempérament fera le malheur de celui qui en est pourvu autant que celui de ceux qui seront dans le cas d'en subir les conséquences; à un degré modéré ou adouci par la combinaison d'un autre tempérament, la plupart de ces inconvéniens disparaîtront pour faire place à une vie heureuse dont une sensibilité tempérée fera le charme inexprimable.

Les affections nerveuses de tout genre et en particulier l'hystérie sont l'apanage de ce genre de tempérament; l'éducation bien dirigée et fortifiée par l'exercice du corps, l'expérience de la vie, l'appréciation vraie des hommes et des choses en seront le meilleur correctif.

---

et la sensibilité *physique*; c'est pourquoi je les désigne séparément; l'une est cette disposition intellectuelle qui porte à être vivement impressionné, soit par la pensée, soit par la vue, soit par l'audition des choses avec lesquelles nos sens sont mis en relation; l'autre est cette disposition organique qui fait que la partie physique et matérielle du corps est accessible aux sensations de la douleur ou du plaisir ; l'une de ces sensibilités peut exister chez un individu à l'exclusion presque complète de l'autre; on voit tous les jours des gens qui se trouveraient mal pour une égratignure faite à leur personne, et qui se montrent impassibles aux choses qui s'adressent au cœur ou à l'âme.

Lorsque je suis appelé à diriger un traitement pour une affection qui reconnaît pour cause principale une perturbation du système nerveux, je m'applique particulièrement à diminuer cette trop grande excitabilité; le sirop sédatif qui porte mon nom produit dans ces sortes de cas les plus heureux effets. Une dame créole, qui m'a consulté pour la première fois il y a cinq ans et qui fait presque tous les ans un voyage en France, ne manque jamais de s'approvisionner de ce qu'elle appelle *le bienheureux sirop* et de quelques boîtes de la marmelade de santé; armée de ces deux seuls médicamens elle brave depuis cinq ans l'affection hystérique à laquelle elle était en proie depuis longtemps; elle m'assurait encore dernièrement que même pour toutes les incommodités qu'elle pouvait ressentir passagèrement elle ne faisait *aucune autre médecine* et qu'elle était bien résolue à n'en point faire d'autre (1).

---

(1) Je me fais un plaisir de donner aux malades qui m'en font la demande tous les renseignemens et toutes les explications qu'ils peuvent désirer sur l'emploi des divers médicamens dont il est question dans cet ouvrage.

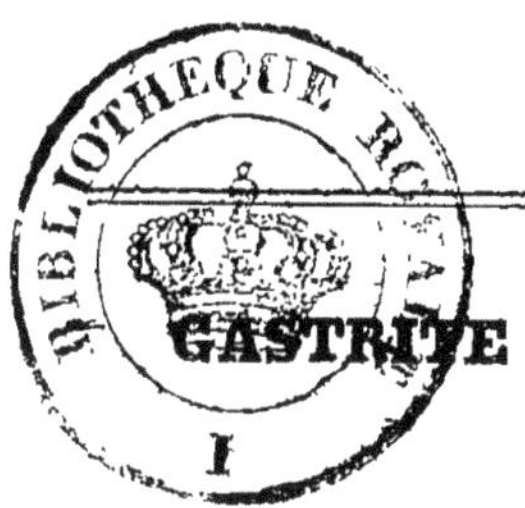

GASTRITE RÉCENTE TRÈS GRAVE.

GUÉRISON PROMPTE.

PREMIÈRE OBSERVATION (1). — DOSSIER N° 80.

Madame D. . . ., à Paris, âgée de trente-deux ans, mère de deux enfans, fut prise, sans autre cause connue qu'une grande fatigue suivie de quelques accès de fièvre assez légers, de douleurs abdominales

---

(1) J'ai reçu de plusieurs malades permission expresse de publier avec leurs noms les observations qui les concernent ; mais ceux que je n'ai pas consultés à ce sujet pouvant trouver mauvais que leur nom fût imprimé dans mon ouvrage, j'ai cru devoir m'abstenir, pour les uns comme pour les autres, de désigner les sujets d'observations autrement que par leurs initiales et le numéro de leur dossier ; mais comme ceci ne ressemble pas à ces nomenclatures apocryphes dont quelques-uns ne dédaignent pas de faire usage, je dois prévenir que les dossiers dont ces observations sont extraites font partie des archives où sont classées par ordre les correspondances de tous les malades qui ont reçu mes conseils depuis que j'ai fondé mes consultations ; j'ajouterai que toute personne qui douterait de l'authenticité de ces extraits pourra, quand elle le voudra, vérifier elle-même sur les originaux, pour ce qui n'est pas, bien entendu, du domaine de la confidence qu'un médecin doit garder secrète et inviolable. L'ordre est tellement établi chez moi que, dans dix ans comme dans vingt, un malade retrouvera toujours son dossier comme dans un notariat, ainsi que toutes les pièces de sa correspondance, avec le specimen de mes réponses et de mes prescriptions.

très intenses avec sentiment de chaleur à l'épigastre.
La digestion devint fort pénible et quelquefois, surtout lorsque la malade voulait essayer de prendre
un peu plus de nourriture, il survenait des vomissemens qui chaque fois augmentaient l'anxiété et le découragement. Le médecin qui donnait alors des
conseils à la malade jugea nécessaire de prescrire
un régime extrêmement sévère. Bientôt la malade
devint si faible qu'elle dut renoncer à sortir de chez
elle et un peu plus tard à sortir même de son lit. A
mesure que la faiblesse augmentait, la digestion devenait plus difficile, et l'on ne manquait pas de
diminuer la quantité des alimens; l'estomac perdait
ainsi chaque jour sa force et son action, et plus on
diminuait sa besogne, plus il devenait inhabile à la
faire. Madame D...., m'ayant connue chez madame
B....., sa sœur, témoigna le désir de se remettre
entre mes mains, et je lui fis une première visite le
17 janvier 1836. J'avoue que lorsque je me trouvai
près de cette pauvre dame que je n'avais pas vue depuis son mariage, je fus sensiblement affecté, et mon
opinion fut qu'il restait peu d'espoir de la sauver.
Je le déclarai à la famille en la priant de faire en
sorte de détourner de moi la pénible mission d'as-
sister aux derniers jours de cette infortunée. On in-
sista en objectant que la malade ayant témoigné un
grand désir d'être soignée par moi, on ne pouvait

sans cruauté lui signifier que cela ne se pouvait pas. Je demandai alors une consultation; on me répondit que dans l'état où était la malade une consultation devenait presque inutile, et que personne, à coup sûr, n'attendait de moi plus que ce qui était humainement possible; que d'ailleurs on s'abandonnait entièrement à mes conseils *et à eux seuls*. Quelque pénible que fût cette bien tardive mission, je l'acceptai avec la résolution de faire tous mes efforts pour sauver celle qui n'espérait plus qu'en moi. Voici l'état que présentait alors la malade.

La décoloration du visage et du reste du corps était telle que l'on eût dit avoir devant les yeux une représentation en cire plutôt qu'une jeune femme encore vivante. — La maigreur était extrême, les mains décharnées, les os des hanches si saillans qu'ils perçaient presque la peau, le ventre tellement aplati et resserré par l'effet de l'abstinence prolongée, que ce n'est rien exagérer de dire qu'il ne s'en manquait pas l'épaisseur de deux doigts que les parois ne touchassent à la colonne vertébrale; la voix était presque éteinte au point que pour entendre la malade il fallait prêter la plus grande attention. La nourriture, si l'on peut appeler cela nourriture, se bornait à quelques cuillerées d'eau de gomme le plus souvent pure, quelquefois mêlée à un peu de lait, c'était là le grand repas,

Ai-je besoin de dire que la faiblesse était arrivée à son dernier degré? Elle était telle en effet que l'on osait à peine transporter la malade d'un lit sur un autre, et que malgré les plus grandes précautions elle éprouvait au moindre mouvement de longs évanouissemens qui faisaient craindre à chaque instant que lé dernier souffle de vie ne s'éteignît en elle.

La première chose que je m'empressai de faire fut de chercher les moyens de donner un peu de vie à ce corps exténué. Je fis sur le champ préparer une purée de légumes fort claire sans beurre et sans sel, mais avec un peu de sucre; on donnait à la malade une cuillerée à café de cette purée toutes les demi-heures; quelques jours après on donnait des cuillérées à bouche; puis on ajouta un peu de beurre bien frais, puis du lait, puis on émietta un peu d'échaudé dans la purée qui alors devenait nourrissante; mais dès que je voulus augmenter le régime alimentaire, l'estomac, qui avait, par sa longue abstinence, perdu la plus grande partie de son action digestive, se refusa totalement à l'élaboration des alimens; les vomissemens recommencèrent et me mirent dans le plus cruel embarras : c'est alors que le sirop sédatif de ma composition, dont j'avais déjà obtenu quelques beaux succès, vint produire des effets si heureux et si prompts que j'en fus moi-même étonné. Dès le premier jour les vomissemens cessèrent; quelques jours après on donnait de petits potages, puis du pain léger de gruau, et enfin peu à peu on augmenta et fortifia le régime au point qu'au bout de quinze jours la malade pouvait se lever quelques instans, mangeait un peu de poisson, puis un peu de poulet, et ainsi de mieux en mieux sans interruption. Je faisais prendre à la malade une cuillerée à bouche du sirop avant de commencer à manger, puis une cuillerée immédiatement après; on répétait cette dose à chaque repas de la journée. A l'aide de ce seul médicament et du régime approprié, nous eûmes la satisfaction de voir le courage de la malade se relever et sa santé revenir de jour en jour en même temps que ses forces. Je puis dire qu'un mois après elle était guérie, et si j'ai dû suivre le traitement plus longtemps, c'est que l'altération était si profonde chez elle, que je devais craindre à chaque instant une rechute qui pourtant n'arriva pas.

Je me suis étendu un peu longuement sur cette observation parce qu'elle est une des plus intéressantes parmi toutes celles que contiennent mes archives, à cause de la gravité de la maladie et de l'état de faiblesse de la malade. Cette pauvre femme s'éteignait tous les jours sous la prescription d'un régime de plus en plus débilitant. De quoi serait-elle morte si on eût tardé un peu plus longtemps ? . . . . de faim ! ! . . .

GASTRITE CHRONIQUE

COMPLIQUÉE D'AFFECTION DES VISCÈRES.

DIX ANS DE MALADIE.

GUÉRISON APRÈS TROIS MOIS DE TRAITEMENT.

DEUXIÈME OBSERVATION. — DOSSIER N° 90.

Madame B..., à Paris, âgée de quarante-huit ans, d'un tempérament bilieux, souffrait depuis dix ans d'une gastrite des plus intenses. Dans une position aisée de fortune, seule avec son mari dont les soins assidus et affectueux étaient d'un grand prix pour elle, cette dame était pourtant la plus malheureuse femme du monde, car elle ne pouvait jouir d'aucune espèce d'agrément ; la vue même de ses enfans convenablement établis, et qui cherchaient par leurs visites ou leurs invitations pressantes à la distraire de ses maux ne faisait que la rendre plus taciturne et plus irritable.

Cette dame avait suivi sans le moindre succès les traitemens indiqués par les médecins les plus recommandables, et son découragement était si grand qu'elle avait déclaré à son mari qu'elle ne voulait plus entendre parler d'aucun médecin ; ce fut en

quelque sorte par surprise que son mari parvint à
la décider à se remettre entre mes mains. Étant venu
me consulter et m'ayant raconté tout ce qui précède, je lui conseillai d'engager sa dame à faire usage
des pilules sédatives de ma formule comme d'une
chose dont il aurait entendu parler dans le monde;
elle s'y décida par complaisance, et toute surprise
du bien qu'elle en ressentit, elle avoua qu'elle eût
été heureuse de connaître plus tôt ce médicament.
Son mari lui offrit, comme par curiosité, de voir le
médecin qui en était l'auteur; elle y consentit, et le
résultat de notre conférence fut une détermination
prise d'essayer encore une fois et pour la dernière,
dit-elle, s'il était possible qu'on lui rendît la santé.

Voici l'état dans lequel je trouvai la malade : maigreur extrême, teint jaune prononcé, même aux
blancs des yeux, douleurs au dos et à l'épigastre,
constipation opiniâtre, ne rendant qu'avec la plus
grande difficulté quelques matières dures comme
de petites noix, souvent acompagnées et comme en-
veloppées de matières muqueuses, vomissemens
presque réguliers une ou deux fois par semaine de
matières âcres et bilieuses; il semblait que l'estomac
se débarrassait ainsi de l'engorgement produit par
le résultat de plusieurs mauvaises digestions successives; tristesse profonde et habituelle sans causes
suffisantes; irritabilité de caractère et sensibilité

exagérée ; découragement complet et conviction *de ne pouvoir guérir* (1).

J'ai déjà dit que madame B.... s'était bien trouvée de l'usage des pilules sédatives (dans les premiers temps c'était mon seul remède et c'est celui qui a opéré la guérison de ma femme); mais sa maladie offrant de grandes difficultés à cause de son ancienneté d'abord, puis à cause des vomissemens dont j'ai parlé, ce qui constitue toujours une plus grave complication, je fus obligé de déployer tous les moyens curatifs, soit simultanément soit à diverses combinaisons ; ainsi elle fit usage tour à tour et souvent en même temps du sirop et des pilules à divers degrés; puis la constipation fut victorieusement combattue par le moyen de la marmelade végétale dite de santé, les bains gélatino-alkalins, les frictions cutanées, etc. Trois mois de traitement suffirent pour rétablir entièrement madame B...., et ramener chez elle, et autour d'elle, le bonheur qui en était depuis longtemps exilé.

---

(1) Je note particulièrement ce symptôme qui était ici très prononcé, parce qu'il se rencontre très souvent dans les gastrites anciennes ; j'ai guéri des malades qui ne cessaient de me dire qu'il était impossible de les guérir. Cela n'est pas encourageant pour le médecin, mais on ne doit répondre à cela qu'en encourageant le malade et lui faisant espérer par le mieux déjà obtenu une plus grande amélioration pour l'avenir.

On concevra sans peine que j'aurais pu donner un très grand nombre d'observations de ce genre ; mais j'ai préféré faire un choix fort restreint parmi les plus remarquables.

GASTRITE CHRONIQUE.

HUIT ANS DE MALADIE. — GUÉRISON EN DEUX MOIS.

TRAITEMENT PAR CORRESPONDANCE.

TROISIÈME OBSERVATION. — DOSSIER N° 114.

M. B. . . . ., à B....., âgé de trente-neuf ans, malade depuis huit ans, me fit consulter en novembre 1837; il me disait dans sa première lettre:

« La lecture de votre ouvrage sur la gastrite m'a
» procuré d'autant plus de plaisir que j'y ai vu
» que vos connaissances précises sur cette terrible
» maladie, dont vous détaillez tous les symptômes,
» sont le fruit d'une longue expérience et de con-
» stans et nobles efforts. Aussi viens-je sans crainte
» et avec l'espérance d'une guérison pleine et entière
» vous consulter, et vous prier de me donner les
» moyens d'arriver par vos conseils à un complet
» rétablissement.....Dès le principe de ma maladie
» (en 1832) j'éprouvais quelques difficultés à digérer;
» de là des indigestions de temps à autre. Aujourd'hui
» indigestions continuelles : des renvois parfois

» acides et plus souvent ou pour mieux dire pres-
» que toujours semblables à l'odeur d'un œuf gâté.
» Après avoir mangé, un sentiment de malaise vers
» la région de l'estomac, de la pesanteur, une espèce
» d'engourdissement, gonflement pénible du ventre
» pendant la digestion. Ce gonflement est quelque-
» fois tellement considérable qu'il m'est impossible
» de me redresser et que je suis obligé de me cou-
» cher de suite parce que mon ventre devient gros
» et tendu comme un tambour...... J'éprouve une
» grande difficulté à aller à la garderobe, et il m'est
» arrivé de ne pas y aller de trois à quatre jours. Le
» dévoiement seul peut faire cesser la constipation;
» mais ce dévoiement est assez rare ; les matières
» dures que je rends avec les plus grands efforts
» ressemblent à de petites crottes de brebis ou à de
» très petites noix; elles sont toujours ou presque
» toujours accompagnées d'une secrétion blanchâtre;
» il m'arrive même parfois de rendre du sang avec ces
» sécrétions..... La digestion chez moi, hors les cas où
» je suis obligé de me coucher, est plus laborieuse,
» plus gênante que douloureuse. Elle est même si
» pénible que les symptômes se prolongent souvent
» depuis mon diner jusqu'au lendemain matin au
» moment de mon réveil..... Je dois vous dire que
» je mange très vite, que j'ai un grand appétit et

» que je ne prends pas le temps de mâcher ma nour-
» riture, que je suis obligé par conséquent d'avaler
» sans être broyée (1), etc., etc.»

On a pu voir par la lettre ci-dessus que M. B......
est un homme de sens; il est aussi un homme de
résolution; il a suivi mes conseils avec la plus grande
docilité et au bout de deux mois environ de traitement il a recouvré la santé.

---

(1) J'ai signalé, à l'article *digestion*, cette cause fréquente de
gastrite. Il est impossible de voir un détail mieux fait ni plus
complet de tous les phénomènes qui caractérisent la gastrite;
c'est à cause de cela que j'ai transcrit une grande partie de la lettre de M. B.... Cette malheureuse maladie a cela de particulier,
qu'elle présente, partout et chez tous les malades, la même physionomie; de telle sorte que je transcrirais vingt lettres, qu'elles
auraient toutes l'air d'avoir été copiées les unes sur les autres.

GASTRITE CHRONIQUE.

DIX-HUIT ANS DE MALADIE. — GUÉRISON EN SIX MOIS.

TRAITEMENT PAR CORRESPONDANCE.

QUATRIÈME OBSERVATION. — DOSSIER N° 117.

M. C...... V....:., à Saint-M........, âgé de quarante-neuf ans, d'un tempérament sanguin, extrêmement vif et irritable, *malade depuis dix-huit ans*, se mit entre mes mains au mois de février 1838. Voici ce qu'il m'écrivait alors :

« De tous ceux à qui votre généreuse philantro-
» pie offre un moyen de soulagement, je suis peut-
» être le plus à plaindre. Par le temps qui court, la
» bonne foi et le désintéressement sont si rares que
» la générosité de votre offre au public m'est un
» sûr garant que je serai assez heureux pour avoir
» vos conseils particuliers à ma position.

» Bien plus souffrant depuis deux mois un ami
» m'a remis votre ouvrage; c'est pour moi une ancre
» de salut; je n'hésite pas à m'adresser à votre bon-
» té... Marié à vingt-trois ans j'ai commis des écarts de
» régime que le sentiment du mal que je me faisais

» ne pouvait réprimer. Négociant, malgré la faiblesse
» physique, je travaillais nuit et jour; à trente ans j'é-
» tais épuisé. Depuis lors, et j'ai quarante-neuf ans, je
» languis, je ne fais presque plus de digestion; par in-
» tervalle et malgré le plus grand soin du choix de mes
» alimens, ne mangeant qu'au quart de mon appétit,
» tout à coup l'estomac se trouve surchargé; une
» violente irritation se prononce de la bouche au
» creux de l'estomac; je ressens des douleurs aiguës,
» un malaise, un serrement dans le gosier; je suis
» rempli de vents;........ *je souffre la faim sans cesse;*
» je suis en outre très resserré, etc., etc. »

Cette maladie, grave surtout à cause de son ancienneté, est cependant une de celles dont la guérison a marché avec le plus de régularité malgré quelques rechutes occasionnées en partie par les effets
de l'excessive irritabilité du caractère de M. C.........
J'ai cru quelque temps que je serais forcé de lui faire
établir un cautère, moyen que je suis quelquefois
obligé d'employer; mais j'ai pu l'en dispenser; il a
constamment pris pendant le cours de son traitement le sirop, les pilules sédatives de plusieurs formules, et la marmelade; à l'extérieur les bains et les
applications du topique dérivatif.

Après cinq mois de traitement pour une maladie
qui datait de *dix-huit ans,* voici ce que m'écrivait
M. C.. ... V.....;

« J'ai pris assiduement le sirop et les pilules ;
» quelques voyages et ma résidence à la campagne
» ont interrompu les bains ; *je suis bien, la diges-*
» *tion se fait,* etc. (3 juillet 1838) ; » et le 26 août
suivant : « J'ai la satisfaction de vous annoncer que
» le bien-être que m'a procuré le traitement que vous
» m'avez fait suivre s'est soutenu tout l'été ; j'ai bien
» encore de temps à autre , *lorsque je ne suis pas*
» *sage,* quelques petites pesanteurs à l'estomac ; mais
» elles disparaissent avec le soin de faire fort léger le
» repas qui suit celui qui les a produites ; *autrefois*
» *je souffrais des mois entiers....* »

Et enfin le 1ᵉʳ mars 1840 : « Je profite encore cette
» fois du départ de l'ami qui a bien voulu jusqu'ici
» se charger de mes lettres, pour vous confirmer le
» bien-être que m'a procuré le traitement que vous
» m'avez indiqué ; il n'est pas de jour que je ne
» remercie la Providence de m'avoir inspiré de vous
» consulter. Recevez vous-même l'expression de ma
» gratitude. Depuis vingt ans, pas un jour peut-être
» ne s'était passé sans douleurs ; je suis aussi heureux
» maintenant qu'on peut l'être..... Je conserve une
» reconnaissance sans bornes pour votre sirop, etc.,
» etc. (1). »

____

(1) J'ai déjà dit que les lettres originales sont aux dossiers
de chacun des malades ; il est inutile que je revienne sur ce
sujet.

GASTRITE CHRONIQUE.

**AFFECTIONS MORALES, DÉCOURAGEMENT EXTRÊME.
CINQ ANS DE MALADIE. — GUÉRISON EN TROIS MOIS.
TRAITEMENT PAR CORRESPONDANCE.
CINQUIÈME OBSERVATION. — DOSSIER N° 171.**

M. Jules de C...., au château de L..., malade depuis trois ans, d'un tempérament lymphatique, ayant éprouvé de vives contrariétés dans ses affections de famille , m'écrivait le 1er novembre 1839 :

« La lecture de votre ouvrage sur la gastrite m'a en-
» gagé à me confier entièrement dans vos lumières. S'il
» y a un homme dans le monde qui ait été maltraité
» par cette cruelle maladie, c'est moi. Depuis cinq ans
» j'ai passé trente-un mois sur le lit sans pouvoir faire
» un pas et ne souffrant que de l'estomac, etc., etc. »
Suivent les détails de la maladie qui sont, comme je l'ai déjà dit, à peu près les mêmes pour tous les malades. Après six semaines environ de traitement, M. J.... de C........ était en pleine voie de guérison; il m'écrivait le 14 décembre suivant : « Mon état de
» santé s'est notablement amélioré par l'emploi des

» médicamens que vous m'avez prescrits ; ils sont
» près de s'épuiser, et je crains de retomber dans
» mon premier état. » Il eut en effet une rechute oc-
casionnée par la fatigue qu'il éprouva dans un
voyage qu'il fit et aussi par quelques écarts de régime ;
le chagrin qu'il en ressentit fut si grand qu'il tomba
dans un complet découragement ; il m'écrivit alors :

« Depuis cinq ans que je souffre de cette cruelle
» maladie il parait que le mal a fait trop de progrès
» et que les secours de l'art n'y peuvent plus rien ;
» je n'ai pas voulu terminer ma triste carrière sans
» vous exprimer ma gratitude pour les conseils affec-
» tueux que vous m'avez donnés. Je vous prie de re-
» cevoir les vœux que je fais en mourant pour le
» prolongement d'une vie que vous consacrez au
» soulagement de l'humanité. »

Cependant il y avait à cette lettre un petit post-
scriptum qui donnait à penser que M. J.... de C.......
espérait un peu échapper à cette terrible crise ; ce
post-scriptum était ainsi conçu, « Comme je ne puis
» rien digérer, surtout depuis que j'ai épuisé les pi-
» lules n° 1, je vous prie de vouloir bien m'en faire
» confectionner et expédier deux boîtes. » Il fit bien
d'espérer, et surtout de reprendre les médicamens
qu'il avait trop tôt délaissés ; car le 28 août suivant il
m'écrivait : « Quand je vous écrivis ma dernière let-
» tre j'étais dans un état pitoyable. Depuis, par le se-

» cours de vos médicamens j'ai obtenu de l'amélio-
» ration dans mon état. Ayez la bonté, monsieur le
» docteur, de m'envoyer une nouvelle provision de
» sirop sédatif et des pilules n° 1, etc. etc. »

M. J.... de C........ a éprouvé ainsi quelques graves rechutes, toujours occasionnées par des circonstances fâcheuses qui venaient entraver son traitement; il est aujourd'hui très bien rétabli et dans une lettre du 22 août dernier il m'annonce son prochain voyage à Paris.

GASTRITE CHRONIQUE,

COMPLIQUÉE DE NÉVROSE GÉNÉRALE DES VISCÈRES.
DIX-SEPT ANS DE MALADIE.
GUÉRISON APRÈS CINQ MOIS DE TRAITEMENT.
TRAITEMENT PAR CORRESPONDANCE.

SIXIÈME OBSERVATION. — DOSSIER N° 180.

M.S... ., maire de la ville de L....., âgé de quarante-sept ans, d'un tempérament nervo-sanguin, souffrant presque continuellement *depuis dix-sept ans* d'une névrose générale des viscères, dont les symptômes généraux se traduisaient principalement en ceux de la gastrite grave, m'écrivait le 9 décembre 1839 :

« Ayant eu connaissance de votre ouvrage sur la
» gastrite, je me suis résolu à le faire venir; depuis
» quelques jours il se trouve entre mes mains; son
» contenu me décide à venir réclamer vos conseils
» et votre médication. Depuis environ dix-sept ans je
» suis, à ce que je crois, victime de cette infernale
» maladie.....» Suivent les détails de toutes les phases de la maladie et des nombreux traitemens que le malade a suivis infructueusement pendant cette longue période de dix-sept ans.

Le traitement de M. S....... est un de ceux qui ont offert le plus de difficultés à cause de l'ancienneté de la maladie et plus encore à cause de ses nombreuses complications; une surtout qui était grave et invétérée était une ancienne humeur dartreuse répercutée. Je songeai à l'en débarrasser au moyen de plusieurs applications de mon topique excitant, dit toile magnétique. L'effet en fut véritablement miraculeux. Voici ce qu'il m'écrivait le 25 février 1839 après les premières applications:

« Après trois applications successives des premiers
» emplâtres magnétiques qui ont duré chacune
» trois jours, une suppuration extraordinaire s'en est
» suivie, au point que pendant trois jours et trois
» nuits j'ai été obligé de mettre sur l'emplacement
» qu'a occupé l'emplâtre un linge reployé quatre
» ou cinq fois sur lui-même, et malgré cette grande
» épaisseur, l'humeur traversait tous les doubles,
» et toutes les trois heures j'étais obligé de remet-
» tre de nouveaux linges ; je crois que ce grand
» écoulement devra me soulager. »

C'est en effet une des choses qui fit le plus de bien au malade en ce qu'elle reporta sur la peau une affection qui compliquait et aggravait le mal intérieur (1).

---

(1) Un de mes cliens, M. le marquis du B....., tourmenté depuis longtemps par une ancienne affection dartreuse qui a pris avec l'âge un certain degré d'acrimonie, a trouvé dans l'application de ce topique un moyen héroïque dont il fait un usage presque habi-

Enfin après avoir essayé diverses combinaisons pour l'essai desquelles il fallut que le malade joignît sa patience et sa persévérance à celle du médecin, le succès le plus complet et le plus satisfaisant couronna nos efforts. On en peut juger par l'extrait de la lettre que je vais transcrire ici et par lequel je terminerai la série de ces observations que je ne crois point utile de multiplier davantage. Toutes celles que je pourrais donner sur un grand nombre de malades, d'âge, de sexe et de conditions différentes, offrent à peu près les mêmes particularités et les mêmes résultats. Je l'ai déjà dit : La gastrite a partout et chez tous les malades à peu près la même physionomie.

« Ces lignes vous seront remises par mon jeune » ami et compatriote M. H..., docteur en médecine, » qui se rend à Paris pour y continuer ses études

---

tuel ; il m'écrit d'Os.... au moment même où cet ouvrage est sous presse (26 septembre) : « Ma santé se soutient assez bien, grâce » surtout *à votre sparadrap* (la toile magnétique) qui, je vous as- » sure, est excellent. M. Hahne, habile et consciencieux médecin » d'Aix-la-Chapelle, a en porté le jugement le plus favorable, et » m'a conseillé de borner mon traitement à l'usage constant de » ce remède et à un verre de tisane de douce-amère chaque » matin. » Certes, ce n'est pas une chose sans portée, qu'une approbation aussi explicite donnée à un médicament par un homme aussi distingué que M. Hahne, et cela fait bien voir que le véritable savant ne met pas un puéril amour-propre à ne se servir ou approuver que ce qui vient de lui-même.

» médicales. Je l'ai prié de m'examiner afin qu'il
» puisse vous donner sur mon état de santé tous
» les renseignemens possible; veuillez avoir l'obli-
» geance de l'entendre et de faire ensuite ce que
» vous jugerez convenable pour le soin de ma santé
» qui, grâce à votre excellent traitement, s'améliore
» sensiblement de jour en jour. Je me fais un vrai
» plaisir de vous dire, monsieur et cher docteur,
» que depuis dix-sept ans je n'ai pas été aussi bien
» que je me trouve dans ce moment. Ce bien-être
» physique, je le dois à vos bons soins, je le dis hau-
» tement; car mon mal avait résisté pendant dix-sept
» ans et opiniâtrément aux traitemens successifs
» de plus de vingt médecins qui m'ont traité sépa-
» rément et sans succès. La place du Carrousel à Paris
» contiendrait à peine tous les médicamens que j'ai
» pris de toutes les façons pendant ces malheureuses
» dix-sept années. Oh! combien j'ai souffert! com-
» bien je me trouve heureux du bien-être que je
» commence à ressentir et qui, j'espère, continuera.
» Ma vie s'éteignait sensiblement: vos soins, votre
» délicieux traitement ont rallumé en moi la vie;
» grâces vous en soient rendues......, etc., etc. »

S'il y a un peu d'exagération dans cette lettre elle
est bien permise à un homme qui a tant et si longtemps souffert. Ce sont les expressions touchantes
d'un cœur reconnaissant, et j'avoue que je ne relis

pas cette lettre pour la transcrire sans éprouver une agréable émotion; c'est qu'un médecin qui comprend la sainteté de sa mission ne se paie pas seulement avec de l'argent; la reconnaissance des malades lorsqu'ils vous la témoignent double et ennoblit le salaire; elle console le cœur de l'ingratitude de quelques-uns.

J'ai quelque temps hésité à confier au public les quelques témoignages que je publie cette fois en faveur de mon traitement; je ne l'ai point fait dans la précédente édition, bien que la matière né m'eût pas manqué. Je m'y suis pourtant décidé par deux raisons: la première, c'est que je ne publie qu'une bien petite fraction de ce que je pourrais publier; la seconde, c'est que je crois qu'il n'y a point de honte à publier la vérité, même alors qu'elle peut être profitable à celui qui la publie. Si le mensonge parfois se crie sur les toits avec une impudence qui étonne, pourquoi donc ne serait-il pas permis de déposer sans bruit et sans éclat quelques faits dont chacun peut vérifier la véracité dans un écrit uniquement consacré à ceux qui sont intéressés à les connaître et à les apprécier?

AFFECTIONS NERVEUSES.

MALADIE NERVEUSE DU COEUR PRISE POUR UNE HYPERTRO-PHIE, GUÉRIE PAR L'EFFET DU MAGNÉTISME EN MOINS D'UN MOIS.

PREMIÈRE OBSERVATION.

Madame B..., âgée de trente-cinq ans, ayant eu six enfans, dont cinq sont vivans, d'un tempérament nervo-bilieux, d'une santé générale assez bonne, quoique d'une constitution assez délicate, avait été traitée pendant plusieurs années pour une affection du cœur qui avait été considérée par quelques médecins comme un anévrisme, et par d'autres comme une hypertrophie. La digitale pourprée, seule ou combinée avec l'acétate de morphine, administrée de diverses manières, les saignée locales et générales, les bains, les eaux minérales, les applications externes de diverses préparations médicinales, tous les moyens enfin que la médecine emploie contre ces sortes d'affections avaient été mis en usage avec plus ou moins d'apparence de succès, mais sans réussir à améliorer véritablement l'état de la malade. Les émissions sanguines lui avaient toujours été nuisibles; elle souffrait ordinairement davantage à l'approche et pendant l'apparition des règles qui étaient habituellement peu abondantes.

Un médecin ayant conseillé d'essayer avec prudence l'usage de l'électricité, on dirigea chaque jour pendant quelque temps un courant électrique *sans commotion* vers la région du cœur; on crut remarquer quelque amélioration, mais on ne continua pas assez pour en avoir une certitude suffisante.

Voici quel était l'état de la malade lorsque l'on songea à la soumettre à un traitement magnétique.

La maigreur du corps était extrême, principalement à la moitié supérieure; les côtes et les diverses parties osseuses du thorax étaient saillantes et dépourvues de tissu cellulaire graisseux; les traits étaient altérés et annonçaient l'état habituel de souffrance; les battemens du cœur, fort tumultueux, étaient sensibles, même à la vue; la malade croit qu'on aurait pu les entendre à quelque distance d'elle, surtout lorsqu'elle avait marché un peu plus vîte qu'à l'ordinaire, ou qu'elle avait monté un escalier; alors elle éprouvait une suffocation qui l'obligeait à s'arrêter et à attendre que les battemens fussent un peu apaisés; le sommeil était agité; à son réveil la malade éprouvait régulièrement une douleur vive à l'épigastre et un étouffement qui l'obligeait à rester assise et à se frotter la région du cœur avant de pouvoir songer à s'habiller.

Madame B... s'était vue obligée de cesser presque toutes les occupations auxquelles elle se livrait d'habitude; la musique surtout la fatiguait extrêmement, et son piano, sur lequel son beau talent s'exerçait naguères, était muet depuis longtemps, à peine pouvait-elle donner quelques leçons à ses filles. Dans cet état on fit à madame B... la proposition d'essayer du magnétisme; elle y consentit, mais elle ne voulut pas d'autres magnétiseurs que moi (j'étais son médecin et celui de toute sa famille). J'acceptai volontiers cette proposition qui me mettait à même d'expérimenter les effets magnétiques; j'étais toutefois bien novice dans cette pratique (en 1827).

Une première séance eut lieu en présence du mari de madame B... et n'eut absolument aucun résultat apparent; cependant je ne me décourageai pas, et aidé de la confiance que me témoignait ma malade, je continuai mes essais. A la deuxième séance je magnétisai avec plus de confiance et je vis avec plaisir quelques effets se manifester. Madame B... éprouva de l'oppression et quelques mouvemens involontaires dans les membres, mouvemens nerveux que je produisais à volonté, en approchant mes doigts à une petite distance; elle sortit de cette séance *courbaturée*, et son mari, qui s'était montré jusque là fort incrédule, ne put s'empêcher de dire qu'il commençait à croire que le magnétisme était quelque chose.

A la troisième et à la quatrième séance, les effets furent encore plus marqués; mais soit par faute d'action suffisante de ma part, soit par faute de disposition de la malade, le sommeil ne fut point obtenu (1).

En moins d'un mois, pendant la durée duquel aucun médicament ne fut administré, tous les accidens que j'ai signalés au commencement de cette observation disparurent sucessivement; madame B.... reprit peu à peu, ses occupations ordinaires et s'y livra mieux et plus que jamais, sans ressentir aucun des fâcheux symptômes qui avaient tant effrayé sa famille. Deux ans après, en

____

(1) J'ai eu plus tard la curiosité de faire magnétiser madame B...... par un magnétiseur très expérimenté; il l'a beaucoup fatiguée et s'est fatigué lui-même sans produire plus d'effet que moi; seulement elle a eu les nerfs extrêmement agacés, et il m'a fallu plusieurs séances pour la remettre dans son état calme habituel. Cette observation est fort curieuse, en ce qu'elle fait voir que le magnétisme est lui-même un remède, et qu'il peut agir sans le concours du somnambulisme, lequel n'est qu'un phénomène particulier et sans importance essentielle. Je ne comprends et n'admets que l'emploi du magnétisme direct, et je n'ai, n'en déplaise aux magnétiseurs modernes, aucune espèce de confiance dans les consultations données par leurs somnambules, si ce n'est lorsqu'il s'agit d'elles-mêmes.

1830, madame B.... eut un enfant dont je l'accouchai, et depuis elle a continué à jouir de la meilleure santé.

Certainement je ne suis pas de ceux qui poussent la confiance dans le magnétisme jusqu'à croire que son action puisse vaincre une affection organique, soit du cœur, soit d'un autre viscère; changer la nature même d'une chose ou la rétablir dans son état normal lorsqu'elle est profondément altérée, me parait au-dessus du pouvoir du fluide magnétique. Mais combien d'affections jugées organiques et qui ne le sont pas! Celle-ci, par exemple, était bien une affection nerveuse du cœur, qui en avait imposé à plusieurs praticiens fort distingués par des symptômes identiques avec ceux d'une affection organique; je l'avais également jugée comme telle et traitée en conséquence; j'en ai trouvé depuis bien d'autres exemples.

AFFECTIONS NERVEUSES.

GASTRO-ENTÉRITE AIGUE AVEC CONGESTION CÉRÉBRALE, GUÉRIE PAR L'EFFET DU MAGNÉTISME (ÉTAT DÉSESPÉRÉ).

DEUXIÈME OBSERVATION.

Pendant l'hiver de 1830, madame F......, jeune femme de vingt-quatre ans, fut prise d'une maladie inflammatoire des plus intenses. Tous les viscères du ventre étaient le siége d'une phlegmasie portée au degré le plus violent qui se puisse voir. Bientôt les fâcheux symptômes qui caractérisaient son état se compliquèrent de violentes douleurs de tête qui furent suivies d'une congestion cérébrale des plus graves. Madame F...... était d'un tempérament sanguin très prononcé ; vive, impatiente à l'excès et d'un caractère par conséquent très irritable ; je n'ai pas besoin de dire que la médecine la plus active fut employée par moi dès le début de la maladie, mais malheureusement sans aucun succès ; les saignées réitérées, les applications nombreuses de sangsues, les bains, etc., etc., tout fut inutile, ou du moins ne parvint pas à entraver la marche de la maladie. M. le professeur Fouquier, appelé en consultation, joignit ses efforts aux miens; mais des vésicatoires aux cuisses qu'il proposa furent obstinément repoussés par la malade; il ne paraissait plus possible de tenter de nouvelles saignées à cause de l'état de faiblesse où se trouvait la malade. Nous jugeâmes le cas tellement grave, que nous annonçâmes à la famille que nous prévoyions une catastrophe comme infiniment probable et prochaine ; je voyais la malade trois fois par jour; elle déclinait sensiblement, et dans les derniers jours on accourait souvent en toute hâte chez moi, me priant d'y aller bien vîte, car on croyait à tout instant qu'elle allait périr.

Un soir qu'elle était extrêmement mal, je voulus la voir une dernière fois avant de rentrer chez moi ; il était entre dix et onze heures du soir; la journée avait été mauvaise; toute la famille épuisée de fatigue prenait un peu de repos; la garde même, luttant contre le sommeil, veillait à moitié sur son siége. Ma venue ne dérangea personne, et je m'approchai de ma malade qui était sans mouvement; je m'assis en silence à côté d'elle, et contemplai quelques instans cette intéressante femme dont la mort semblait déjà s'emparer ; sa belle figure était à peine éclairée par la lueur vacillante d'une bougie qui finissait, c'était le calme précurseur du néant. La malade fit un léger mouvement; je pris sa main et lui fis connaître que j'étais près d'elle; elle me reconnut, mais ne me parla pas ; il me vint tout-à-coup la pensée de la magnétiser ; je ne sais en vérité comment cette idée me vint; car il y avait bien deux ans que je n'avais eu occasion de renouveler des expériences magnétiques, et je n'aurais certes point songé à proposer un pareil moyen dans de telles circonstances; enfin je magnétisai, je puis bien dire, en présence de Dieu seul ; car la garde, contente de me savoir là, s'abandonnait au sommeil en toute sûreté de conscience, et ma malade à coup sûr n'était guère en état de s'occuper de ce que je faisais. Je magnétisai donc, et je magnétisai avec cette confiance résolue que donne une bonne intention. Vingt minutes environ s'écoulèrent, pendant lesquelles le silence le plus profond régnait dans l'appartement; je n'avais certes pas envie de le rompre; j'avais trop peur, en cherchant à interroger ma malade, de détruire l'espoir que je commençais à prendre en voyant un calme bienfaisant s'emparer d'elle peu à peu ; je continuai jusqu'à ce que la fatigue me contraignît à m'arrêter pour reposer un peu mes bras; alors je remarquai que la malade était comme inondée par une sueur abondante qui couvrait son visage et sa poitrine; craignant de me tromper à cause de l'obscurité qui nous enveloppait presque, je portai la main sur son front; aussitôt elle me dit d'une voix à peine articulée : *Mon Dieu ! quel bien vous me faites !* .... puis un peu après!... *Que faites-vous donc qui me fait tant de bien ?* J'avoue que ces paroles et la manière dont elles furent prononcées produisirent sur moi un sentiment indéfinissable de plaisir ; je lui répondis : *Ne vous occupez d'aucune autre chose que de vous rétablir; vous avez une forte transpiration qui vous sera salutaire; on va vous changer de linge, et la nuit sera bonne, j'espère.* De suite je réveillai la garde qui se mit en devoir de donner à sa malade les soins dont elle avait besoin, et je me retirai l'esprit fort occupé de ce qui venait de se passer.

Le lendemain de très bonne heure je courus chez ma malade; je la trouvai sensiblement mieux; elle n'avait qu'un souvenir très confus de l'état où elle s'était trouvée la veille; seulement elle se souvenait m'avoir vu pendant la nuit, *et que je lui avais donné ou fait quelque chose qui lui avait fait beaucoup de bien*; alors, lui dis-je : vous voulez bien que je continue? — Oh! sans doute, me dit-elle. J'étais un peu contrarié de magnétiser en présence d'un tiers; et j'avoue que je regrettais de ne pas me retrouver sous ce rapport dans les mêmes conditions que la veille. Il y a dans le magnétisme quelque chose d'intellectuel qui fait que l'on a presque honte de le prodiguer en présence de gens qui ne le comprennent pas, et d'ailleurs je me souciais fort peu que cette garde-malade allât rapporter de maison en maison que je traitais mes malades par le magnétisme (1). Cependant le désir de sauver ma malade l'emporta sur la puérile considération de ce qu'on pourrait dire de moi. Je magnétisai de nouveau en présence de la garde tout ébahie ; la malade ne tarda pas à entrer dans l'état de somnambulisme complet ; quelques instans après je l'interrogeai; elle m'assura que je lui avais sauvé la vie ; mais elle me dit qu'il fallait que je lui fisse une nouvelle saignée; j'eus beau lui observer qu'elle était extrêmement faible, que je craignais d'interrompre la crise salutaire qui semblait vouloir s'opérer; elle n'en persista pas moins dans l'opinion qu'il lui fallait une saignée. Réveillée, elle n'eut aucune connaissance de ce qu'elle m'avait dit; elle me confirma seulement qu'elle se sentait beaucoup mieux; elle connaissait par ouï-dire le magnétisme, mais ne l'avait jamais vu pratiquer. Cependant je n'osai pas saigner; le soir, profitant d'un moment où il n'y avait point d'importuns, nous fîmes une

---

(1) Cette considéra'ion est certainement la cause que beaucoup de médecins, qui auraient envie peut-être d'expérimenter le magnétisme, ne l'osent pas, dans la crainte du *qu'en dira-t-on*; et moi-même j'avoue que je me suis vu souvent arrêté par cette crainte mondaine dont il est bien difficile de se garantir entièrement.

nouvelle séance, et de nouveau ma malade se prescrivit une saignée, en me faisant des reproches sur ce que je n'avais point encore exécuté sa prescription. La journée s'était assez bien passée, mais la douleur de tête persistait avec beaucoup d'intensité. Je me décidai donc à faire la saignée le soir même; le lendemain la malade fut si bien, que chacun autour d'elle s'étonnait d'un changement aussi prompt et aussi complet. A compter de ce moment rien n'arrêta le progrès de la convalescence ainsi que le retour à une santé parfaite, et madame F......, que j'ai depuis perdue de vue, si elle a oublié le médecin, doit garder au moins quelque bon souvenir du magnétisme.

AFFECTIONS NERVEUSES.

ENFANT SOMNAMBULE SE PRESCRIVANT DES SAIGNÉES.

TROISIÈME OBSERVATION.

Un soir du mois de juillet 1833, je fus appelé chez un de mes cliens, le sieur M...., pour donner des soins à un jeune apprenti qui venait d'éprouver une violente attaque de nerfs. Ne me trouvant pas chez moi dans le moment, on courut chez un pharmacien du voisinage qui s'empressa de se rendre près du malade et essaya de lui administrer une potion calmante. J'arrivai pendant que la crise durait encore, quoique plus faiblement. Je trouvai un jeune enfant de douze à treize ans étendu par terre sur un matelas et dans un état d'immobilité cataleptique. J'appris que cet enfant, fort précoce en intelligence et en vivacité de passions, avait été toute la journée en butte aux plaisanteries des ouvriers à l'occasion de l'empressement qu'il témoignait auprès d'une polisseuse (c'était un atelier de bijouterie) plus âgée que lui et qui semblait prendre plaisir à le tourmenter. On attribuait à cette circonstance l'état vraiment alarmant dans le-

quel se trouvait ce quasi-adolescent, et cela était
en effet fort probable. J'eus l'idée de magnétiser
ce jeune homme (1); je le fis tomber en somnambulisme avec la plus grande facilité, au grand étonnement des assistans qui ne comprenaient point
que l'on pût causer aussi facilement en dormant. En
effet, mon jeune homme me détailla le plus franchement du monde et le plus minutieusement la cause
de son accident, qui était bien telle en effet qu'on
l'avait supposée. Interrogé sur les moyens propres
à empêcher le retour de ses crises nerveuses, il me
dit qu'il fallait que je le saignasse copieusement.
L'état cataleptique ayant cessé presque aussitôt
que le malade eut ressenti l'effet du magnétisme, je
l'éveillai, et nous pûmes voir qu'il avait repris toute
sa connaissance; mais lorsqu'il fut question de le
saigner, ce ne fut pas une petite affaire; le jeune
homme se prit à pleurer, protestant contre sa
propre ordonnance et témoignant du mieux qu'il
pouvait de son aversion pour une opération avec
laquelle il ne se souciait point de faire connaissance.
Cependant je le saignai, mais très modérément à
cause de son âge et de sa faible complexion. La

---

(1) Il est à remarquer que jamais le magnétisme ne m'a mieux
réussi que lorsque l'idée de l'employer m'est venue spontanément
et pour ainsi dire comme d'inspiration.

nuit se passa fort bonne; mais vers le matin les événemens de la journée se retraçant fortement à son imagination par suite de la maladresse d'une vieille femme qui ne cessa de l'en entretenir pour lui faire des remontrances, notre jeune homme éprouva une nouvelle crise nerveuse qui pourtant fut plus faible que la précédente. Lorsque je le revis, il avait toute sa connaissance; je le magnétisai de nouveau et l'endormis avec la même facilité que la oeille. Alors il me dit que je n'avais pas fait la saignée assez forte et qu'il fallait recommencer. Éveillé, ce fut un nouveau combat au sujet de la malencontreuse saignée à laquelle décidement il ne prenait point goût. Il la supporta cependant très bien et n'eut plus depuis, du moins à ma connaissance, aucune atteinte du mal dont il s'était lui-même débarrassé.

Cette observation est fort curieuse en ce qu'elle offre la singularité d'un malade qui se prescrit, parce qu'il a la conscience du bien que cela peut lui faire, un moyen pour lequel il éprouve étant éveillé la plus grande répugnance. J'ai eu occasion de voir plusieurs cas semblables dans ma pratique, et cependant j'ai bien moins souvent l'occasion qu'un autre de faire des expériences magnétiques; car ce n'est que de loin en loin et par occasion toute spéciale que je mets ce moyen en pratique.

AFFECTIONS NERVEUSES.

VIOLENTE ATTAQUE DE NERFS VAINCUE PAR L'ACTION MAGNÉTIQUE. — CIRCONSTANCES CURIEUSES.

QUATRIÈME OBSERVATION.

Dans le courant du mois de juin de l'année dernière je fus appelé dans un magasin de nouveautés de mon voisinage pour donner des secours à une jeune personne que l'on disait prise de convulsions. Je ne connaissais personne dans cette maison, où moi-même j'étais à peu près inconnu. Je trouvai une jeune personne de dix-sept à dix-huit ans qui se débattait avec effort contre les étreintes de plusieurs personnes, parmi lesquelles se trouvaient des hommes; elle était en proie à une violente attaque de nerfs. La dame, maîtresse de la maison, me dit que cette jeune personne, habituellement fort douce, un peu railleuse de caractère, très gaie, ayant été fort bien élevée et dans des principes religieux, était chez elle depuis près d'un an; qu'elle n'avait jamais rien éprouvé de semblable depuis qu'elle était dans sa maison, et qu'on ne pouvait soupçonner la cause d'un pareil accident, la jeune

personne n'ayant, à sa connaissance, éprouvé aucune espèce de contrariété. Cette dame me dit en
outre que des revers de fortune avaient réduit le
père de cette demoiselle à un état de gêne assez
pénible, et que c'était par suite de cette situation
inattendue qu'il avait été obligé de placer sa fille
dans une maison de commerce; que cependant
celle-ci, par suite de la gaieté naturelle de son caractère, avait assez facilement pris son parti et
avait eu peu de peine à s'accoutumer à sa nouvelle
situation.

La pauvre jeune fille se débattait en poussant des
cris plaintifs, et les efforts réunis de ceux qui la te-
naient n'étaient pas toujours suffisans pour l'empêcher de sauter hors du lit sur lequel on cherchait
à la maintenir. Ses mâchoires étaient tellement
serrées qu'il eût été impossible d'introduire la
moindre chose dans la bouche, et d'ailleurs il est
extrêmement dangereux dans ces sortes de cas de
faire violence aux malades pour leur faire avaler
quelque liquide; la constriction du gosier est souvent telle que le mouvement de déglutition est impossible, et l'on pourrait risquer de faire passer le
liquide dans le larynx et la trachée-artère (conduit
de l'air), et de causer ainsi la suffocation du malade
que l'on chercherait à soulager.

L'état de cette jeune personne me fit véritablement pitié, et je regrettais sincèrement de ne pouvoir efficacement la soulager. J'allais même me retirer après avoir conseillé tout ce que je croyais le plus propre à lui faire quelque bien, lorsqu'il me vint tout à coup la pensée d'essayer sur elle l'effet du magnétisme. Je n'avais jamais eu occasion de voir employer l'action magnétique dans un cas semblable, et je pensais que l'état de crise dans lequel se trouvait cette malade pouvait s'opposer à ce qu'elle reçût aucune influence du fluide magnétique; je me trompais cependant.

Pendant que l'on tenait la jeune personne et qu'on la préservait contre elle-même des efforts désordonnés qu'elle faisait pour se précipiter à terre ou contre la muraille, je plaçai ma main droite à quelques pouces de son épigastre, et je m'efforçai de magnétiser *avec une grande force de volonté*; dix minutes s'étaient à peine écoulées que la résolution complète des membres s'opéra; la contracture musculaire et les mouvemens tumultueux cessèrent simultanément, et les personnes qui maintenaient la malade furent bien surprises de sentir graduellement affaiblir sa résistance. En peu d'instans, à l'aide de quelques passes convenablement dirigées, la malade passa de l'état le plus frénétique au somnambulisme le plus calme qui se puisse imaginer. Je ne pus toutefois la faire parler et je jugeai convenable, puisqu'il n'y avait plus rien à craindre pour elle, de laisser la malade dans cet état, dormant paisiblement d'un sommeil doux et réparateur; seulement je priai qu'on ne la laissât pas seule, et qu'on la surveillât attentivement. Je retournai deux heures après chez la malade, et je la trouvai dans le même état; toutefois il s'était manifesté un phénomène que je n'avais pas encore eu occasion de remarquer; les jeunes compagnes de ma somnambule, ne pouvant maîtriser leur curiosité, n'avaient cessé de l'interroger malgré ma défense; il en était résulté que la malade, sans s'éveiller, s'était mise en rapport avec chacune d'elles; de sorte qu'elle causait avec ses camarades sur toutes sortes de sujets, mais particulièrement des choses qui étaient l'objet de ses occupations ordinaires; elle les faisait beaucoup rire, en contrefaisant par ses gestes et surtout par ses paroles une des pratiques de la maison, personne fort exigeante, passablement ridicule, et surtout très difficile à contenter. Je voulus faire cesser cet état et j'essayai de réveiller ma somnambule; mais à mon grand étonnement je ne pus y parvenir, quelque chose que je fisse pour cela. Surpris de cet incident, mais ne voyant pas grand inconvénient à laisser les choses dans cet état jusqu'au lendemain, il était alors fort tard, je me retirai en recommandant expressément qu'on laissât la malade dans le repos le plus absolu. J'appris depuis que mes conseils n'avaient point été suivis, et que pendant une grande partie de la nuit les jeunes filles que cela amusait n'avaient cessé de rire et de causer avec elle.

Le lendemain matin, je trouvai ma malade assise sur son lit, ses yeux étaient fermés, elle voulait, disait-elle, s'habiller pour descendre au magasin ; une de ses compagnes lui présentait en riant un miroir, et elle était fort occupée à rassembler ses cheveux pour les fixer sur sa tête; alors commença la plus singulière scène qui se puisse imaginer. Dès que la jeune personne connut que j'étais là, elle m'adressa les plus vifs reproches sur l'état de captivité et de dépendance dans lequel je l'avais, disait-elle, réduite, invoquant l'autorité de son père contre moi, et priant qu'on l'allât chercher, ce qui au reste était déjà fait sur mon avis, mais il demeurait hors Paris. « Je sais bien, disait-
» elle, qu'il n'y a point de sorciers..... non, je ne
» crois point aux sorciers, Dieu ne le permettrait
» pas.... Mais cependant quel pouvoir avez-vous ?
» Il y a là quelque chose d'incompréhensible; quel
» droit avez-vous sur moi ? Pourquoi me lier, me
» tenir ainsi enchaînée à votre volonté? Je ne puis
» ouvrir les yeux; il faut pourtant que j'aille au ma-

» gasin.... Déliez-moi, etc., etc. » Tout cela était dit avec autant de facilité que si elle eût été dans l'état le plus naturel. J'essayai de nouveau de la réveiller; j'y parvins presque; elle ouvrit un instant les yeux, nous regarda; mais à mon grand regret elle retomba dans son état somnambulique. — « Vous voyez, mademoiselle, que je ne vous veux aucun mal, lui dis-je, puisque je ne demande pas mieux que de vous voir libre et éveillée; l'état dans lequel vous êtes n'a rien de bien fâcheux; c'est en effet moi qui vous y ai mis, mais c'était avec l'intention de vous être utile, et en effet je vous ai préservée d'accidens graves, et tiré d'une situation critique; vous me devez plutôt quelque reconnaissance. — Tout cela n'empêche pas, répondit-elle, que c'est fort mal à vous d'abuser de ce pouvoir que vous avez, pour tenir une pauvre fille captive et l'empêcher de faire même ses nécessités. — Mais je ne vous en empêche point, je vais même me retirer pour vous laisser plus de liberté. — Je m'éloignai un peu et on lui présenta un vase de nuit, sur lequel, étant descendue du lit, elle se plaça avec quelque difficulté. — Je ne peux pas, dit-elle, ce méchant homme m'empêche d'uriner et j'en ai pourtant une grande envie. J'étais véritablement assez embarrassé au milieu de gens qui ne savaient peut-être que penser de moi et des reproches que l'on m'adressait.

Je m'approchai de la malade, et faisant quelques passes magnétiques sur le bas ventre et sur les reins, *je veux*, lui dis-je, que vous puissiez uriner. Aussitôt nous vîmes cette jeune personne, dont les habitudes de modeste n'étaient pas douteuses au dire de ceux qui l'entouraient en ce moment, relever son vêtement de nuit, comme si elle eût été en pleine campagne, se poser sur le vase et évacuer en notre présence et à son grand contentement une telle quantité d'urine que je crus qu'un seul vase ne suffirait pas; je n'exagère pas en disant qu'il y en avait plus de deux pintes. Cela fait, elle se remit dans son lit exprimant tout le plaisir qu'elle ressentait de se voir débarrassée de la gêne qu'elle éprouvait; mais je ne pus encore la réveiller.

La jeune personne avait bu le matin une tasse de lait; elle aurait pu manger, j'en suis convaincu; il n'y avait donc nul inconvénient à la laisser quelque temps dans cet état et attendre tranquillement la cessation de son somnambulisme obstiné; il se serait dissipé de lui-même et il n'aurait d'ailleurs point eu lieu, j'en suis convaincu, si on eût laissé la malade tranquille pendant la nuit, ainsi que je l'avais ordonné. Mais faire partager ma sécurité à des gens fort peu éclairés et manifestement mal disposés envers moi, était chose impossible. Aussi à l'arrivée du père qui eut lieu dans la matinée, les langues, jusque-là contenues, se délièrent, et on lui fit le récit de ce·qui s'était passé sans manquer, bien entendu, de l'accompagner des ornemens les plus merveilleux; sa fille n'était ni plus ni moins *qu'enchantée* ou *ensorcelée*. A une époque plus reculée ou dans un lieu éloigné de la capitale, cette aventure aurait pu devenir funeste pour le médecin. Le père, homme d'un sens assez étroit, commença, lorsqu'il me vit, par me déclarer qu'il n'était pas *partisan du magnétisme*; à coup sûr il en avait bien le droit, mais il ne le connaissait certainement pas. Il me remercia pourtant de mes soins, et me dit qu'il avait envoyé chercher le médecin qui connaissait le tempérament de sa fille. Je vis clairement qu'il ne se souciait pas que je dirigeasse le traitement de la malade et je me bornai à lui proposer de continuer sans aucune autre espèce d'intérêt que celui de la science à voir sa fille conjointement avec le médecin de son choix, ou tout au moins de me trouver avec ce médecin pour lui expliquer ce qui s'était passé; il consentit à cette dernière proposition, mais le hasard fit que je rencontrai un médecin avec lequel je ne pus m'entendre, et notre conférence ne fut pas longue; sur le conseil de ce médecin on plaça la malade, toujours en état de sommeil, dans une voiture et on l'emmena chez son père.

J'ai beaucoup regretté de n'avoir pu suivre cette intéressante observation ; je l'eusse pu sans doute puisque le père y consentait ; mais j'avais manqué de patience et le mal était irréparable. J'appris depuis indirectement que l'on avait administré à la jeune malade force potions anti-spasmodiques et que les choses s'étaient passées, heureusement pour elle, à peu près comme elles se seraient passées si on ne lui eût rien donné du tout ; on eût bien mieux fait de la laisser absolument tranquille ainsi que je l'avais conseillé.

ALIMENTATION. — CAÏFFA D'ORIENT.

On s'occupe beaucoup depuis quelque temps d'une nouvelle substance alimentaire nommée Kaïffa ; obligé par la nature même de mes études de m'enquérir de tout ce qui peut contribuer à améliorer la situation des personnes qui ont l'estomac faible ou délicat, j'ai naturellement dû chercher à connaître la nature de la substance nommée Kaïffa, et ses effets sur l'économie animale. Cette obligation s'est vue encore augmentée par plusieurs lettres que j'ai reçues de divers malades qui me prient de les éclairer sur l'usage qu'ils seraient disposés à faire de cet aliment.

Lié par relations scientifiques et par amitié avec la plupart des médecins et chimistes qui ont analysé le Kaïffa, j'ai acquis auprès d'eux la certitude que cette poudre alimentaire était composée de substances analeptiques, pectorales, très favorables à la digestion. D'après ce témoignage, j'ai engagé plusieurs de mes malades de Paris à en essayer l'usage, et je dois dire qu'ils en ont été satisfaits; c'est donc une substance de plus à ajouter à celles que je recommande spécialement pour le régime des personnes affectées de gastrites, ou de maladies chroniques des viscères ; c'est une bonne fortune de pouvoir ainsi augmenter d'une façon agréable, car le Kaïffa est très agréable au goût, le cercle malheureusement fort restreint des substances alimentaires en faveur des personnes soumises à un régime particulier.

CONCLUSION.

Nous voici arrivé à la fin de cet opuscule, et, prêt à poser la plume, nous regardons avec confiance derrière nous ; nous avons fait de notre mieux pour faire comprendre à quels signes on reconnaîtra la nature des maladies à la guérison desquelles nous nous sommes en grande partie consacré. Si nous n'avons pu, dans un aussi petit nombre de pages, dire tout ce que nous aurions eu à dire sur cet important sujet, et si nous n'avons pu, par les raisons que nous avons données ailleurs, publier dès à présent nos formules ordinaires et faire que ce petit livre soit *l'unique guide des malades,* nous espérons du moins que les définitions claires et précises que nous avons données tant sur la nature et sur les causes de la gastrite que sur les affections nerveuses et sur celles des viscères, seront d'un grand secours pour diriger ceux qui sont atteints de ces maladies ; nous avons surtout essayé de bien faire comprendre l'importance du régime et de la manière de vivre ; le reste ne peut se trouver qu'au-

près de nous, nous l'avouerons volontiers, ou auprès des médecins qui ont envisagé ces sortes
d'affections sous le même point de vue. Si nous
proclamons cette prétention qui peut paraître or-
gueilleuse, c'est que le choix de nos moyens curatifs est basé sur une expérience acquise avec labeur
et suivie avec persévérance pendant quinze ans ;
c'est au partage de cette expérience que nous appe-
lons ceux qui souffrent, ceux à qui nous disons
avec confiance :

Venez à nous, vous qui souffrez, car nous avons
beaucoup souffert nous-même ; nous savons les
maux que l'on peut guérir, nous savons ceux que
l'on peut soulager, et nous savons aussi ceux pour
qui la consolation peut quelquefois tenir lieu de
guérison.

RAPPORT

FAIT

A LA SOCIÉTÉ DES SCIENCES PHYSIQUES ET CHIMIQUES

DE FRANCE,

Sur un travail du Docteur Besuchet,

RELATIF AUX MALADIES

DES VOIES DIGESTIVES ET AU TRAITEMENT QU'IL APPLIQUE AUX
DIVERSES ALTÉRATIONS DES ORGANES DE LA DIGESTION.

AU NOM D'UNE COMMISSION COMPOSÉE DE

MM. BARBET, chevalier de la Légion-d'Honneur, ex-
pharmacien-major de l'armée;

CROMMARIAS, docteur en médecine, chevalier de la
Légion-d'Honneur;

GÉRARD, chevalier de la Légion-d'Honneur, ex-
pharmacien principal, etc.;

JULIA DE FONTENELLE, professeur de chimie médicale, membre de la Commission sanitaire, etc.;

MORAND, docteur en médecine, chevalier de la Légion-d'Honneur;

TASSY, docteur-médecin, membre de plusieurs socié-
tes savantes;

TOLLARD, docteur en médecine, professeur de bota-
nique, chevalier de la Légion-d'Honneur, etc.

Le cercle des connaissances humaines s'agrandit
chaque jour, et par cette raison même chacun

10

éprouve le besoin de se livrer plus spécialement à la science vers laquelle le portent ses études, ses goûts ou ses penchans. La médecine, cette fille de l'observation, cette science qui se rattache à presque toutes les autres et les fait concourir à ses progrès, devient elle-même un champ si vaste que l'intelligence humaine a peine à suffire à l'étude de ses diverses ramifications : la série des maladies qui nous affligent est si étendue, elles offrent de si nombreuses variétés, qu'il y aurait presque de la témérité à prétendre les connaître également toutes, et à les traiter toutes avec un égal succès. Les meilleurs praticiens de nos jours en sont si convaincus, que plusieurs, sans abandonner la pratique générale, cultivent avec une sorte de prédilection la partie de l'art de guérir vers laquelle ils se sentent entraînés. Ainsi, tel acquiert une juste et brillante réputation par son coup d'œil sûr dans les maladies des enfans, tel autre dans les affections nerveuses, comme Esquirol, Ferrus, etc.; tel fait faire des progrès immenses à l'admirable découverte de la lithotritie, illustrée par les Civiale, les Leroy d'Étiolles, les Heurteloup; tel autre, avec Delpech, Guérin, etc., combat les difformités du corps humain; un autre borne son ambition à étudier et guérir les maladies de l'organe de la vue; celui-ci à combattre celles de la voix et de l'oreille; celui-là s'applique avec

succès, avec Lisfranc, Tanchou, etc., à la guérison
des maladies des voies urinaires et des organes de
la génération, etc., etc.; tous enfin, même ceux qui,
sans en affecter la prétention, éprouvent cependant une aptitude particulière pour telle ou telle
partie de l'art de guérir, s'y livrent avec une sorte
de prédilection et obtiennent des succès qui tour-
nent au profit de la science et de l'humanité. À mesure donc que la médecine se dégage des vaines
théories qui en retardaient le progrès, à mesure
que les oiseuses discussions scolastiques font place
à l'étude et à l'appréciation des faits, on la voit
prendre rang parmi les sciences positives; elle
s'épure en se simplifiant. L'impulsion est donnée,
il faut le reconnaître, et les praticiens les plus distingués abandonnent aujourd'hui les discussions
interminables sur la nature, le classement et la
philosophie des maladies pour s'appliquer à trouver le meilleur moyen de les combattre.

Honneur donc à celui qui, par une étude cons-
ciencieuse, des travaux assidus et une expérimen-
tation éclairée, sait trouver de nouvelles combinaisons médicamenteuses ou remettre en pratique
celles que le caprice, le préjugé, la mode même,
qui s'introduit partout, avaient fait rejeter avec aussi
peu de raison qu'on en avait eu d'abord à les van-
ter outre mesure.

Ces réflexions nous amènent naturellement à l'ouvrage de M. Besuchet; cet honorable praticien a aussi embrassé une spécialité importante en dirigeant ses études sur les maladies des organes de la digestion, maladies devenues maintenant si fréquentes. Voici comment il s'exprime dans le court avertissement qui précède son mémoire : « Des données » conçues par suite de nombreuses observations » faites en France et dans mes voyages pendant que » j'étais attaché, sous l'empereur, au service des ar- » mées, m'ont peu à peu mis sur la voie d'un mode » de traitement particulier que j'ai perfectionné par » l'expérience; c'est celui que j'offre aujourd'hui, » celui dont le succès a dépassé mes espérances, » celui à qui je dois la santé de ma femme, la » mienne et celle d'un grand nombre de malades » qui se sont confiés à mes soins. »

C'est dans les hôpitaux que le docteur Besuchet a longuement médité le traitement de cette maladie, et les hôpitaux, comme le dit fort éloquemment Corvisart, sont un livre fidèle et terrible, où se trouve tracée en caractères de sang la série affligeante des maux qui désolent l'humanité; c'est au milieu des mourans qu'on va y chercher la médecine vivifiante; c'est au sein même de la mort qu'on apprend le secret de lui dérober quelques victimes.

M. Besuchet considère les affections du tube di-

gestif sous deux aspects différens : l'un aigu ou inflammatoire, qui doit être traité par les moyens
propres à combattre les phlegmasies des tissus divers du corps humain; l'autre *chronique*. Cette expression, toutefois, n'en désigne pas, suivant lui,
suffisamment la nature, puisque la chronicité ne
succède pas toujours à l'état aigu, et qu'elle le précède même quelquefois. C'est un état particulier de
l'estomac et des intestins, une sorte de névrose qui
n'a aucun rapport avec les phlegmasies chroniques
des viscères et qu'on a souvent prise pour elles; aussi
les émissions sanguines, de quelque nature qu'elles
soient, sont quelquefois nuisibles. C'est ce groupe
de symptômes que l'on a tour à tour nommé *gastrite, gastralgie, fièvre ardente, épiale, cardialgie*, etc., etc., et que notre auteur, dans la vue
d'exprimer par un mot unique qui peigne le trouble que produit la maladie, propose de nommer
digestalgie, dénomination heureuse qui, si elle ne
désigne pas précisément le siége de la maladie, re-
présente très bien à la pensée son action sur les organes; car ce n'est pas seulement l'estomac qui est
malade, lorsque les facultés digestives sont altérées,
mais bien l'ensemble de l'appareil digestif.

Partant de ce principe que la *gastrite* ou la *digestalgie* n'est point une phegmasie, mais bien une vi-
ciation de la vitalité de l'organe, une excitation anor-

male de la sensibilité des tissus, le docteur Besuchet lui a appliqué le système de déplacement et de dérivation sur lequel repose en si grande partie la puissance de la thérapeutique médicale. Un exutoire ouvert à propos, suivant l'indication d'âge et de sexe autant que de l'idiosyncrasie du sujet et des antécédens de la maladie, lui sert souvent de puissant auxiliaire; d'autres fois il se borne aux rubéfactions légères, aux pustules qu'il fait naître à volonté à l'aide des frictions médicamenteuses particulières, variées suivant les effets qu'il désire obtenir. Presque toujours une amélioration signale le début du traitement. Mais il ne suffirait pas de modifier par un heureux déplacement l'état maladif d'un organe, si l'on ne donnait à l'organe lui-même le remède approprié à son état. C'est ici que commencent la véritable médication et les heureux résultats obtenus par le docteur Besuchet. En traitant par des procédés particuliers les diverses substances médicamenteuses qui donnent des produits dont les effets sont semblables à ceux de l'opium, M. Besuchet a obtenu un agent sédatif particulier qui a tous les avantages de ce remède héroïque sans avoir aucun de ses inconvéniens. Il prescrit le plus communément deux sortes de médicamens qui sont eux-mêmes combinés en diverses proportions suivant le cas ou l'intensité de la maladie. D'abord

c'est un sirop fait avec la partie soluble et extrac-
tive de diverses substances pectorales unies aux
sédatifs, entre autres à l'extrait de pavot indigène
choisi avec soin et obtenu par les procédés le plus
en harmonie avec les découvertes modernes. Ce sirop, dont la composition minutieuse est très habile,
produit d'excellens effets contre toutes les irritations
de l'estomac, les oppressions et les toux opiniâtres.
Le second médicament qu'il emploie avec succès
est sous forme pilulaire; sa formule, comme celle
du sirop, ont été annexées au présent rapport. Ces
pilules exercent une action sédative sur le tube digestif et favorisent singulièrement l'acte de la digestion.

Ainsi la théorie que M. Besuchet a adoptée pour
son traitement des maladies des organes digestifs
consiste dans le déplacement par dérivation de l'irritation morbide dont ils sont le siége, la *modifi-
cation* de la sensibilité des membranes muqueuses
et l'action *sédative* favorisant le phénomène de la
digestion. Cette théorie nous paraît avoir le mérite
des plus saines doctrines médicales; elle a aussi l'a-
vantage de ne point soustraire le malade à l'exigence de ses occupations ordinaires, avantage im-
mense pour celui qui sait calculer l'*emploi du
temps*.

Après avoir rapidement indiqué les moyens thérapeutiques mis en usage par le docteur Besuchet, il nous reste à nous entretenir du régime qu'il prescrit à ses malades, et de quelques autres moyens hygiéniques auxiliaires. Ici notre tâche devient plus difficile ; car son opinion , sur ce point, diffère de celle de plusieurs auteurs, ou bien de celle qui est généralement admise, savoir, que la diète doit être presque absolue chez les malades affectés de gastrite. Les praticiens sont assez communément d'accord qu'il faut diminuer la quantité des alimens en raison de l'intensité des douleurs de l'estomac ; il n'est pas rare même de voir des malades réduits, pour toute nourriture, à l'*eau de gomme* fortifiée par un peu de lait. M. Besuchet pense, au contraire, que les malades doivent manger ; car, dit-il, « si » l'estomac n'a rien à digérer, il exerce sur lui-même » l'action qu'il devrait exercer sur les substances nu-» tritives. » On voit que l'auteur est d'avis que l'estomac, à l'état de vacuité , est soumis à la réaction des sucs gastriques, dont quelques auteurs ont nié mal à propos l'existence. « Il ne faut pas croire, » ajoute-t-il, ainsi que beaucoup de médecins le » pensent aujourd'hui, que les malades affectés de » gastrite ne doivent point manger ; il faut qu'ils » mangent, car la diète rigoureuse leur est aussi » préjudiciable que le serait un régime peu réglé ; » mais il faut savoir choisir l'alimentation qui leur

» convient, puis donner à l'estomac la faculté d'éla-
» borer les alimens et d'en opérer la digestion. »
A l'appui de son opinion, il énumère les succès
qu'il a obtenus sur un grand nombre de malades,
et nous devons avouer que les nombreuses observations qu'il nous a soumises parlent bien haut en
faveur de sa doctrine. M. Besuchet, en se donnant à
cette spécialité des voies digestives, en a contracté
une telle habitude qu'il lui est facile d'en reconnaître les différentes nuances d'intensité, ce qui lui
fait varier ses moyens curatifs d'après les symptômes qui s'offrent à son observation. Avec une pratique aussi éclairée, les erreurs ne sont guère à
craindre, et peuvent être promptement réparées.

Les malades affectés de gastrite éprouvent une
constipation opiniâtre que ne peut vaincre souvent
l'emploi des lavemens réitérés. Cet état influe d'une
manière bien fâcheuse sur la digestion. Aussi l'auteur a porté particulièrement son attention sur cette
partie si importante de nos fonctions. Il faut lire
dans son travail les détails curieux qu'il en donne;
mais ce que nous devons dire ici, c'est qu'il est parvenu à composer une conserve végétale, à laquelle
il a donné le nom de *marmelade de santé*, d'un goût
nullement désagréable, qui, à très petite dose, produit des selles douces et faciles, sans assujétir les
malades, même les très jeunes enfans, aux précau-

tions particulières qu'exigent les autres purgatifs.

Telles sont, messieurs, les diverses parties du traitement de M. Besuchet, que nous avons dû examiner; tel est aussi le résumé de la théorie qu'il a franchement soumise à notre investigation. Ici point de *panacée* ni de *spécifique* annoncé comme moyen curatif infaillible; c'est une médication toute rationnelle; c'est une théorie appuyée sur des faits, éclairée sur l'expérience, et présentée avec ce doute *philosophique* que donne le vrai savoir. Nous pensons que dans l'intérêt de la science nous devons engager M. Besuchet à poursuivre le cours de ses utiles travaux. En conséquence, votre commission vous propose de le remercier de cette communication et de l'inviter à vouloir bien présenter à la Société les nouvelles observations qu'il pourra recueillir, sous forme de statistique, en tenant compte des degrés des maladies, du sexe, de l'âge et des occupations habituelles des malades.

La Société adopte les conclusions de la commission, et arrête qu'une copie du présent rapport sera adressée à M. Besuchet et que son insertion aura lieu dans un des prochains numéros de son journal.

Pour copie conforme,

Le secrétaire perpétuel,
JULIA DE FONTENELLE.

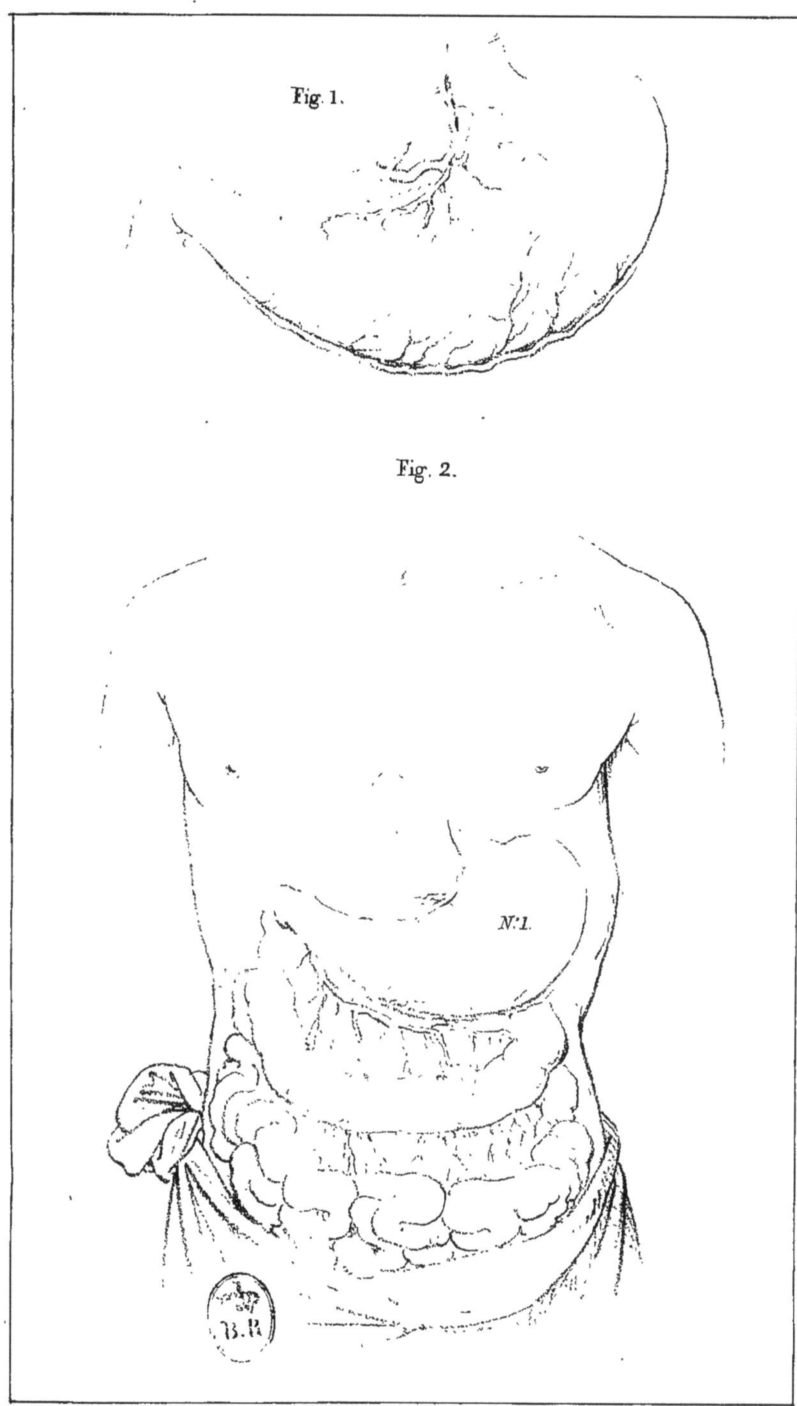

Fig. 1.   Configuration de l'estomac.
Fig. 2.   Corps d'un adulte avec la position des viscères.
N:1.   l'Estomac

INDICATIONS NÉCESSAIRES POUR ÉTABLIR LES CONSULTATIONS ÉCRITES.

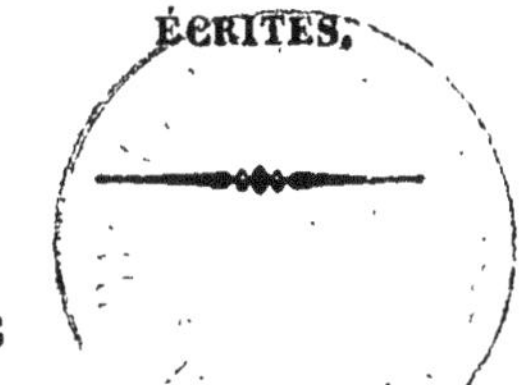

1° L'âge du malade ;

2° Le sexe ;

3° Si c'est une femme, a-t-elle eu des enfans, et combien ; vivent-ils ; ou s'ils sont morts jeunes, de quelle maladie ?

4° La coloration habituelle de la peau, surtout au visage ;

5° La profession ou les occupations habituelles ;

6° Les habitudes de la vie, les alimens, nombre de repas et à quelle distance l'un de l'autre ;

7° L'exposition de l'habitation ; sa salubrité ;

8° La durée de la maladie ;

9° Enfin, le détail exact et circonstancié des souffrances habituelles et de tout ce qui peut fournir un renseignement utile : les plus légers en apparence ne doivent pas être négligés.

Nota. Les lettres ou demandes de renseignemens, d'avis ou de consultations, doivent, avec tous les détails ci-dessus indiqués, contenir *bien lisiblement* les noms et adresses des personnes qui écrivent. (Tout paquet non affranchi serait refusé.)

www.ingramcontent.com/pod-product-compliance
Ingram Content Group UK Ltd.
Pitfield, Milton Keynes, MK11 3LW, UK
UKHW021912070726
13613UKWH00001B/494